高等医药院校系列教材

药理学实验指导

主　编　李琳琳
审稿人　毛新民　武新华
副主编　邬利娅·伊明　新华·那比　王　烨
编　委　(以姓氏笔画为序)
王　烨　王晓雯　王雪飞　艾尼瓦尔·吾买尔
白　丽　白　杰　邬利娅·伊明　闫　冬　李琳琳
杨永新　玛依努尔·吐尔逊　苏巴提·吐尔地
阿不拉海提　阿斯娅·拜山伯　依巴代提·吐乎提
胡　坚　骆　新　康金森　新华·那比

科学出版社
北　京

内容简介

本实验指导按照各专业新修订的实验教学大纲要求，由多年从事药理学理论和实验教学的教师，结合各专业的课程设置特点及实验室的优势资源而编写。本实验指导主要分为两部分，第一部分为药理学实验的基本知识与技能，希望学生学会科学的实验设计，熟练地运用统计学方法处理实验数据。第二部分为药理学实验，要求学生掌握基本的实验技术，验证、综合理解及运用课堂理论。

本书适用于临床医学、药学、预防、口腔、护理等专业的学生，亦可作为研究生和药理新药研发等相关人员的参考书。

图书在版编目(CIP)数据

药理学实验指导/李琳琳主编．—北京：科学出版社，2006.8

ISBN 978-7-03-017905-0

Ⅰ．药… Ⅱ．李… Ⅲ．药理学-实验-医学院校-教材
Ⅳ．R965.2

中国版本图书馆 CIP 数据核字(2006)第 100891 号

责任编辑：裴中惠 夏 宇／责任校对：孙小霞
责任印制：赵 博／封面设计：黄 超

科学出版社出版
北京东黄城根北街 16 号
邮政编码：100717
http://www.sciencep.com

中煤（北京）印务有限公司印刷
科学出版社发行 各地新华书店经销

*

2006 年 8 月第 一 版 开本：B5(720×1000)
2025 年 1 月第十五次印刷 印张：6 1/4
字数：118 000

定价：29.80 元

(如有印装质量问题，我社负责调换)

前　　言

药理学是连接基础医学、临床医学和药学的桥梁科学。本实验指导在强调基本理论、基本知识和基本技能的同时，结合药理学的发展前沿，将基础知识与临床合理用药有机结合。侧重于培养学生独立思考、综合分析和动手解决问题的能力，使学生能理论联系实际，把课堂所学的理论知识应用到实验中，更好地掌握药理学的有关知识，为进入临床奠定良好的基础。

随着药理学的飞速发展，新技术和新方法层出不穷，我们将一部分经典实验的实验方法进行改革，采用计算机实验技术采集信号和处理数据，融药理学、计算机及现代仪器分析技术于一体，提高了实验的效率、先进性和精确性，有益于培养学生建立初步的科研思维。

本书题材广泛，能够满足本专科生学习的需要，部分实验还可作为研究生开展课题研究的参考。因时间仓促，编写能力有限，缺点与错误在所难免，望各位同仁给予批评指正。

编　者

2006年4月

前言

目　录

第一章 药理学实验的基本知识与技能

一、药理学实验的目的及要求

药理学实验是药理学的基本实践，对药理学的发展起着推动作用，对寻找新药及临床医学的发展也有着直接的影响。药理学实验课是药理学教学的一个重要组成部分。它的目的是：

1. 验证药理学中某些重要的基本理论，巩固和加强对理论知识的理解，更牢固地掌握药理学的基本概念。

2. 训练基本技术操作，掌握进行药理实验的基本方法，培养严肃认真的科学态度和实事求是的科学作风。

3. 培养学生对事物进行观察、比较、分析、综合和解决实际问题的能力。

为了使实验结果正确可靠，必须在实验过程中认真操作，仔细观察，详细记录，最后进行科学的分析。

（一）实验前

1. 应做好预习，明确实验目的、要求、方法和实验步骤，领会其设计原理，做到心中有数，避免实验中出现忙乱和差错；并结合实验内容预习有关的理论知识，做到充分理解。

2. 进入实验室，必须穿白大衣。实验前首先检查仪器、药品等实验器材是否与实验指导相符，然后仔细阅读实验指导。根据实验内容进行小组内分工，尽可能使每位同学都有操作机会，每一实验过程全组同学都能看到。

（二）实验过程中

1. 要在教师指导下，培养独立操作能力，克服对教师的依赖。

2. 实验器材妥善安排，正确装置，按照实验步骤进行操作，准确给药，认真、细致地观察实验过程中出现的反应，随时记录，认真思考。

3. 实验室必须保持安静、整洁。

（三）实验后

整理实验器材，洗净擦干；动物不论活的或死的都应按老师要求送往指定处，做好清洁卫生工作；离开实验室前应关灯，关好窗户；整理实验结果，经过分析思考，写出实验报告，交指导教师评阅。

二、实验设计

实验设计直接关系到药理实验的成败。实验前，应在生物统计学原理指导下，对实验做出精心安排，以最少的人力、物力和时间消耗，换取最有效的资料。在实验过程中，还必须对产生误差的因素或可能的意外进行估计，随时改进和控制实验条件，以减少额外因素的干扰。反之，实验未经设计或实验本身安排不合理，是不可能得出正确结论的。

（一）药理学实验设计的基本原则

实验设计的基本原则有三点，即：重复、对照和随机。这三点又常被称为实验设计的三大原则。

1. 重复　药理实验的结果应当能够稳定地重复出来。为了提高实验的重现性，首先要求实验本身应安排足够的受试对象，以得到足够的重复实验结果，排除偶然因素的影响。一般来说，重复率越高，实验的可信度就越好。根据实验设计中的重复原则，在药理实验中，各类动物的重复数有一个大体范围可供实验设计时参考。

一般情况下选取的重复例数：

小动物（鼠、蛙）每组 10～40 例；中等动物（兔、豚鼠）每组 8～30 例；大动物（猫、犬）每组 5～10 例。

根据以往资料估算实验例数：

（1）以百分率为指标的实验：已知 A 药有效率是 p_1，B 药的有效率是 p_2，则欲以 80% 把握取得 $P<0.05$ 水平的每组例数可用下估算

$$n(80\%,0.05)=5.25\times\frac{1-(p_1+p_2-1)^2}{(p_1-p_2)^2}$$

例如，已知 A 药平喘率为 90%，B 药平喘率为 60%（$p_1=0.9$，$p_2=0.6$），则：

$$n(80\%,0.05)=5.25\times\frac{1-(0.9+0.6-1)^2}{(0.9-0.6)^2}=43.75$$

即每组 44 例，共 88 例即可有 80% 把握取得 $P<0.05$ 水平的结果。

（2）以均数为指标的实验：两组均数对比实验时，可根据已知的两均数之差（d）和标准差（s），用下式估算出 80% 把握可得 $P<0.05$ 水平的每组例数。

$$n(80\%,0.05)=15.6\times\left(\frac{s}{d}\right)^2+1.6$$

例如，已知某高血压动物模型，血压的均数及标准差为（180±33）mmHg①，现试用新降压药，以血压降低 30mmHg（即降到 150mmHg 以下者）为有价值，应取的重复例数为

$$n(80\%,0.05)=15.6\times\left(\frac{33}{30}\right)^2+1.6=20.5$$

每组 21 例，共 42 例，即可有 80% 把握得到 $P<0.05$ 水平的结果。

2. 对照　对照是比较的基础，我们常通过对照的方法来了解药物的作用。在对照时，应遵循“齐同可比”的原则。即除了被研究的药物不同外，其他实验条件应尽量相同。如：受试动物的性别、育龄，体重、给药途径等应该基本一致，使其具备可比性，否则就会失去对照的意义。统计学原理表明，在实验组与对照组例数相等时，统计效率最高，经济效益最好。轻视对照或仅用少数动物作为对照的做法是错误的。药理学实验中常用的对照类型有如下三种。

（1）阴性对照：根据不同的药理实验安排不同的阴性对照组。在体外实验中，常用空白对照。即以不给处理的正常动物标本作对照。在整体动物实验中，常用假处理作对照，即除了不用被研究的药物外，对照组的动物要经受与实验动物组同样的处理。在临床药理学研究中，常用安慰剂对照，即是为了消除病人的心理因素对药效的影响，采用外形相同而不含活性药物的制剂作对照，这种制剂称安慰剂。设立这种安慰剂对照有助于正确评价药效。

（2）阳性对照：包括标准品对照，即以典型药物或标准品为对照，以便评定药物的作用强度。弱阳性对照是以一种药效较弱的老药为对照来评价新药的价值。

（3）双盲对照：病人和做研究的医师均不了解用药的分组情况，以避免双方主观因素的影响，这种方法称“双盲法”。这样分组有利于获得药效的客观结果。

3. 随机　就是使每个受试者在实验中都有同等的机会被分入实验组和对照组。随机可减少许多额外因素的影响，消除偏差。例如，在小鼠分组时，如按顺序捉取分组，可能常是不活泼的小鼠先被捉到，活泼敏捷的后被捉到，以致先分组的小鼠耐受力比后分组小鼠的弱。随机的方法与类型有以下两种。

（1）单纯随机：又称完全随机，这是最简单的一种随机方法。由实验者通过计算器或翻书页得到随机数字，按单数为 A 组，双数为 B 组等的分组方法，使各种因素随机分入给药组和对照组中。但这种随机方法不能保证各种影响因素的构成比例在每组中基本相同。

（2）均衡随机：又称分层随机，是将可考虑到的重要因素先分层，然后分别在各层随机处理，使得各组中的多种影响因素得到均衡。例如，对小鼠分组时，先对

① 1mmHg=0.133kPa。

雌雄分层，然后再分出“雌重、雌轻、雄重、雄轻”四层，在每层中，小鼠再按单纯随机方法分为 A、B、C、D 等各组。这样分组，既可使各组的重要因素均衡一致，又保证了随机化的分组原则。

（二）样本与总体

药理学实验的目的是以少量动物实验的结果推及全体。例如，某一降压药，在某一剂量下，用 20 只大鼠做降压实验，使大鼠血压平均下降为 20mmHg。这 20 只大鼠的实验结果是否可推及全体大鼠呢？这是一个非常重要的推理过程，也称为统计推断。少数大鼠的实验结果向全体大鼠推广，前者称为样本，后者称总体。既然是用样本推断总体，样本就一定要能够代表总体，因此，应该对样本和总体提出某些要求。首先，样本量不宜过小，要有一定的重复量。如果是某一种系、育龄、体重样本的实验结果，结论只能推及同样种类的总体，而不是其他。为了使样本能够代表总体还需随机抽样。不仅如此，样本的分布形态、差异程度也应与总体保持一致。否则，由样本所做出的统计推断将是错误的。形象地说，样本应该是总体的缩影，只有这样才能使样本对总体有充分的代表性。一定的样本只代表确定的总体，并不意味着动物实验失去了它的价值和意义。因为，尽管动物之间，动物和人之间有差异，但也有许多类似处。

（三）假设检验与显著性水平

假设检验是通过样本推断总体的主要手段。在药理学实验中，常需比较给药组或给药组与对照组间阳性率或平均值是否有差别，这种差别是药物的作用还是偶然误差引起的呢？例如，要比较 A、B 两种药物的降压效果。首先看 A、B 两药降压值的平均数是否有别，如果有差别，是两药总体平均值的差别还是样本变异引起的呢？我们可建立一个假设：“A、B 两药降压的总体平均值相等”，这个假设在统计学上称“无效假设”。即先假设 A、B 两药降压值的差别是误差引起的，它们实际的总体效果是相同的。然后经过统计学计算，算出“无效假设”成立的可能性有多大，常用概率“P”来表示。最后做出接受还是否定假设检验的统计学结论，即：差别是否有显著意义。因此，假设检验又称显著性检验。

概率“P”值代表了“无效假设”成立的可能性，P 值越小“无效假设”成立的可能性越小，组间差异的显著性水平就越高。

生物统计学传统上规定了以下“显著性水平”。

（1）当 $P>0.05$ 时，两组间虽有差别，但差别来自抽样误差的可能性已大于 5%，不容忽视，故结论为“差别无显著性”。

（2）当 $0.01<P\leq0.05$ 时，一般可写成 $P\leq0.05$ 时，说明两组有差别的可能性已大于 95%，结论为“差别有显著性”。

(3) $P \leqslant 0.01$ 时,可做出“差别有高度显著性”的统计学结论。

(4) $P \leqslant 0.1$,是药理筛选实验专用的显著性水平。虽然“差别无显著性”,但从筛选药物实验的角度,可考虑扩大例数,改进实验条件,争取进一步研究。作为“筛选有价值”的标准。

综上所述,可将显著性检验的标准归纳如表 1-1。

表 1-1　显著性检验标准

$P \leqslant 0.01$	差别有高度显著性
$P \leqslant 0.05$ $(0.01 < P \leqslant 0.05)$	差别有显著性
$P > 0.05$	差别无显著性
$P \leqslant 0.1$ $(0.05 < P \leqslant 0.1)$	筛选有价值

三、实验动物的捉持和给药方法

(一) 小鼠的捉持和给药方法

1. 捉持法　以右手捉小鼠尾,将小鼠放于粗糙面上,向后轻拉小鼠尾部,使小鼠固定于粗糙面上。用左手的拇指、食指和中指捏住小鼠两耳及头部皮肤,无名指、小指和掌心夹住其背部皮肤和尾部,使头部朝上,颈部拉直但不宜过紧,以免窒息(图 1-1)。

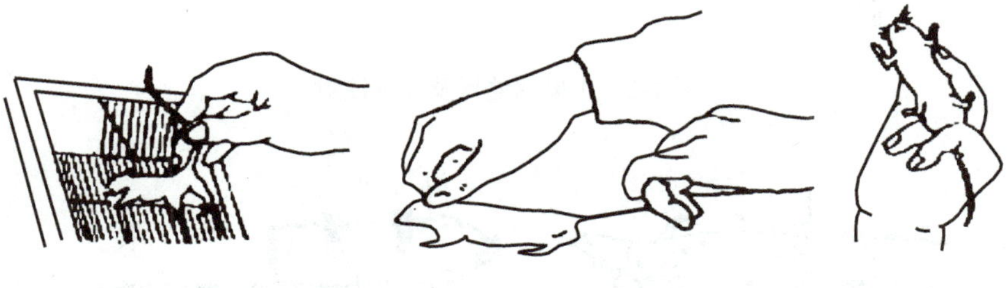

图 1-1　小鼠的捉持方法

2. 灌胃　以左手捉持小鼠,头部朝上,使其头颈部充分拉直。右手拿起装有灌胃针头的注射器,自口角插入口腔,再压紧舌面沿上腭进入食管;如插入正确,灌胃针头容易进入,如遇阻力,可能插入气管,则应退出再插。

常用药量:0.1 ~ 0.3ml/10g。

3. 皮下注射　将小鼠置于铁丝网上,左手抓住小鼠,以拇指和食指捏起颈部皮肤,右手持拄射器刺入颈部皮下注射药液。旋转注射器出针,否则药液将会从针眼处漏出。

另一种方法可由两人合作,一人左手抓住小鼠头部皮肤,右手拉住尾巴,另一人左手捏起背部皮肤,右手持注射器(针头不宜过粗,选用 5 号或 6 号针头)将针头刺入背部皮下。旋转注射器出针,否则药液将会从针眼处漏出。

常用药量:0.05 ~0.2ml/10g。

4. 肌内注射　左手拇指和食指抓住小鼠头部皮肤,小指、无名指和手掌夹住鼠尾及一侧后肢,将针头刺入后肢外侧部肌肉。如两人合作,一人左手抓住小鼠头部皮肤,右手拉住鼠尾,另一人持注射器(选用4号或5号针头)。注射量每腿不宜超过0.2ml。

5. 腹腔注射　左手持小鼠(方法同灌胃),腹部朝上,右手持注射器(选用5号或6号针头),以10°角从下腹左侧(避开膀胱)朝头部方向首先刺入皮下,然后再以45°角刺入腹腔,注射药液。两次进针,防止漏液;针头与腹腔的角度不宜太小,否则易进入皮下;正下腹部进针,易刺破膀胱;穿刺部位不宜太深或太近于上腹部,避免刺破内脏(图1-2)。

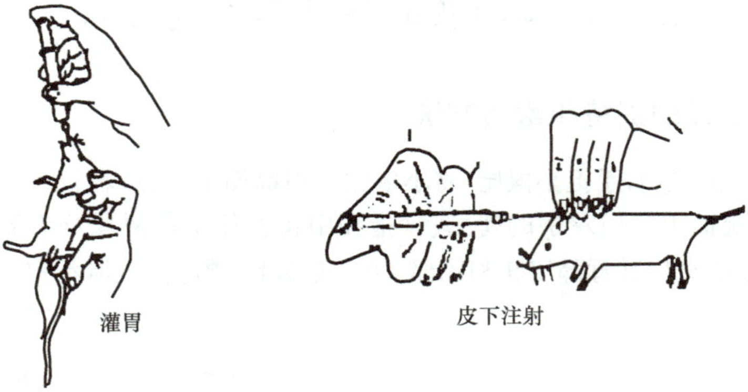

图1-2　小鼠的灌胃及皮下注射

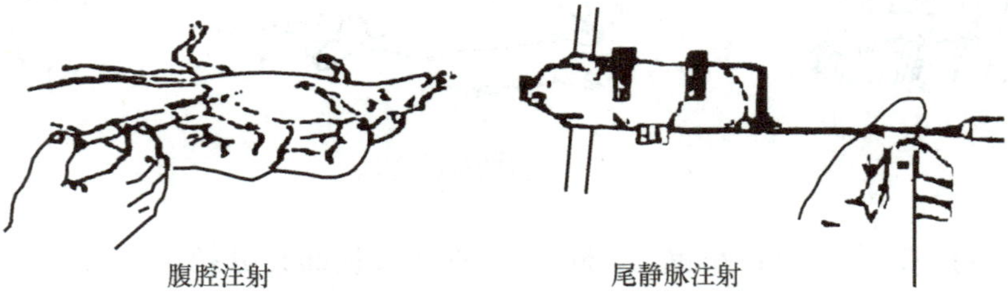

图1-3　小鼠的腹腔注射及尾静脉注射

常用药量:0.1 ~0.3ml/10g。

6. 尾静脉注射　将小鼠置特制的小鼠固定器内,露出尾巴,涂擦酒精,使血管扩张。将鼠尾拉直,选择一条扩张最明显的静脉血管,用拇指及中指拉住尾尖,食指压迫尾根使尾静脉充血,用4号注射针头以约3°~5°角(几乎平行)刺入尾静脉内,缓缓将药液注入(图1-3)。如针头没有插入静脉内,推注药液有阻力多,而且局部变白，此为注入皮下的表现，应重新穿刺。因此，尾静脉注射时，必须从近尾端静脉开始，这样可以重复注射数次，以便失败后可在第一次穿刺点的上方重新进行，小鼠尾静脉注射的药液量一般为 0.1 ~0.2ml/10g。

（二）大鼠的捉持和给药方法

1. 捉持法　左手戴防护手套，一般可按与小鼠相同方式捉持，对较大者可用左手的拇指和中指分别放在大鼠的左右腋下，食指放于颈部，使大鼠伸开前肢，握住大鼠。

2. 灌胃法　与小鼠相似。一次给药量不超过 2ml。

3. 腹腔注射法　同小鼠。

4. 静脉注射法　麻醉后大鼠可从舌下静脉或尾静脉注射给药。要充分加温或用二甲苯涂擦使尾静脉扩张，尾静脉注射才易成功。

（三）家兔的捉持和给药方法

1. 捉持法　一手抓颈背部皮肤，轻轻将兔提起，另一手托住臀部，使兔呈坐位姿势（图 1-4）。

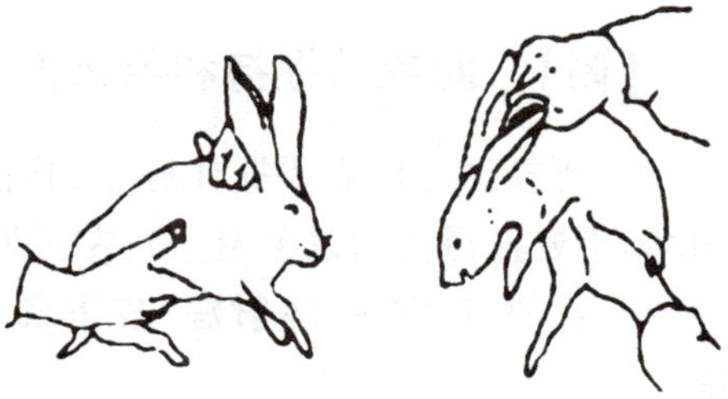

图 1-4　家兔的捉持法

将兔仰卧，一手抓住颈部皮肤，另一手顺其腹部摸至膝关节。另一人用绳带捆绑兔的四肢，使兔腹部向上固定在兔手术台上。头部则用兔头固定夹固定。

2. 灌胃　将兔固定于兔箱内，用木制开口器由齿列间横插入口内，并向内上方转动直至兔舌被卷压出为止，然后将导尿管从开口器中的小孔插入，沿上腭后壁轻轻地送入食管，约 15 ~20cm 左右，以达胃部。注意不能插入气管，可将导尿管的外端浸入水内，观察有无气泡放出。无气泡方能注入药液，药液推完后再注入 4 ~5ml 水或少许空气，以便将导尿管中的药液全部推至胃中。而后紧捏导尿管迅速拔出，否则水可由导尿管中滴至气管内。灌胃容量一般为 10ml/kg。

3. 静脉注射　将兔固定于兔箱内，先拔去耳背面外侧静脉处毛（便于辨认静脉），然后用左手拇指和中指捏住耳尖部，食指垫在兔耳注射处的下面。右手持注射器（选用 6 号针头），先从耳尖端开始注射，约以 5°角刺入，刺入后用左手拇指、食指及中指捏住针头接头处及兔耳加以固定，以防突然挣扎时针尖脱出血管（图 1-5）。注射时，注意不能有气泡注入，否则兔会立即死亡。常用注射量为 0.5 ~2.5ml/kg，应缓缓注射药液。如插入血管，药液推进容易，如插在血管外，则有丘状突起，应拔出针头，在近心端重新注射。针头拔出时需用棉球压住注射部位以防出血。

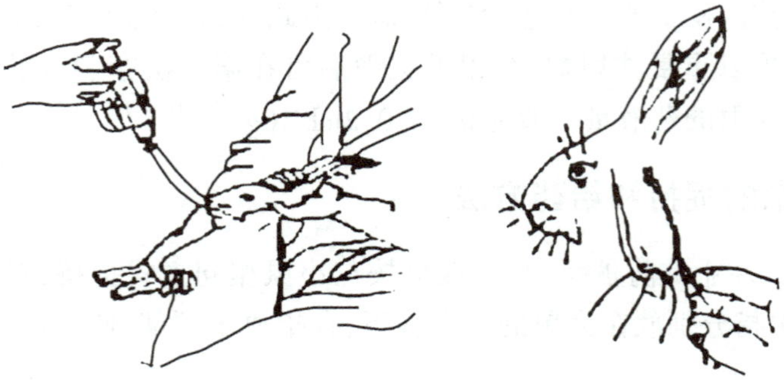

图 1-5　家兔灌胃给药及耳缘静脉注射

4. 皮下、肌内、腹腔注射　方法与小鼠同。惟针头选用粗的,给药量增加(皮下注射:2ml;肌内注射:2ml;腹腔注射:5ml)。

【附】 豚鼠的捉持和给药方法

1. 捉持法　以右手抓住豚鼠,将前肢夹在右手拇指和食指之间,抓住整个颈胸部(不要抓得太紧以免窒息),左手抓住两后肢,使腹部向上进行操作。

2. 灌胃法、腹腔注射法、皮下和肌内注射　方法基本上同小鼠,给药量需稍多。

3. 静脉注射　可选用后脚掌外侧的静脉或外颈静脉进行注射。做后脚掌外侧静脉注射时,由一人捉豚鼠并固定一条后腿,另一人剪去注射部位的毛,用酒精棉球涂擦后脚掌外侧,使皮肤血管显露,将连在注射器上的小儿头皮静脉输液针头刺入血管。外颈静脉注射时需先剪去一点皮肤,使血管暴露,然后将连在注射器上的头皮静脉输液注射针头刺入。豚鼠的静脉血管壁比较脆弱,操作时需特别小心。

四、常用实验动物的麻醉

动物麻醉在急性实验和慢性实验中经常采用。麻醉剂除了有抑制中枢神经系统的作用外,还会引起其他生理功能变化。因此麻醉剂的选择,对于保证实验的顺利进行和获得良好的实验结果是十分重要的。由于实验目的和动物种类不同,可采用不同的麻醉剂和麻醉方法。

(一) 乙醚

乙醚(ether)是吸入法中最常用的麻醉药,各种动物皆可应用。其麻醉量和致死量相差大,所以安全度大。但乙醚局部刺激作用大,可刺激上呼吸道使黏液分泌增加，易引起手术后肺炎；通过神经反射可以对呼吸、血压和心脏活动产生扰乱，并且容易引起窒息，在麻醉过程中应注意。总的说来，乙醚麻醉的优点多，麻醉深度易于掌握，麻醉后恢复比较快，适用于时间不太长的手术。在麻醉前给予一定量的吗啡和阿托品，通常在麻醉前20~30分钟，皮下注射盐酸吗啡或硫酸吗啡(5~10mg/kg)及阿托品(0.1mg/kg)。前者可降低中枢神经系统兴奋性，提高痛阈，降低乙醚用量及避免乙醚麻醉过程中的兴奋期；后者可对抗乙醚刺激呼吸道引起的黏液分泌作用，可防止麻醉过程中发生呼吸道堵塞及手术后发生吸入性肺炎。

使用乙醚麻醉大鼠、小鼠、蛙类时可将动物放在玻璃钟罩或烧杯中，把沾有乙醚的棉球或纱布投入容器内，动物吸入容器内的乙醚蒸气后，很快进入麻醉状态，即可进行操作。

鸽和鸡使用乙醚麻醉时，可取25ml烧杯一个，内装沾乙醚棉球，将动物用小手术巾包裹固定，把头部放入烧杯内吸取乙醚蒸气，动物很快进入麻醉状态，即可进行操作。

使用乙醚麻醉猫和兔时，可将动物放入玻璃麻醉箱内，不断打气，使乙醚蒸气由盛乙醚瓶输入麻醉箱，当动物倒下后，可把盛乙醚的插管从麻醉箱中取出。如动物四肢紧张度明显减低，角膜反射迟钝，皮肤痛觉消失，则动物已进入麻醉，可进行手术和操作。

使用乙醚麻醉犬时，应先将犬嘴绑好，以免麻醉初期动物兴奋时咬人。按照犬的大小，选好合适的麻醉口罩，并在口罩内放入纱布，加上乙醚。一人用手固定犬的前后肢，另一人用右膝压犬的胸颈部，一手捏住头颈，但不能引起窒息，一手将口罩套在犬嘴上，使其吸入乙醚。开始麻醉时乙醚量可稍多，后逐渐减少。吸入乙醚后，可出现兴奋状态，挣扎，呼吸不规则，有时甚至发生窒息，一旦发生应暂停吸入乙醚，待动物呼吸恢复后再继续吸入，加深麻醉。每呼吸数次乙醚后，取去口罩呼吸一次空气，此后呼吸则渐趋稳定，肌肉紧张性渐渐消失，角膜反射迟钝，呈深睡状态，则表示动物已进入麻醉状态，应即解去犬嘴绑绳，开始手术。

(二) 巴比妥类药物

巴比妥类药物是巴比妥酸的衍生物，呈弱酸性，白色结晶，难溶于水但其钠盐易溶于水，可做静脉注射用。因其钠盐溶液不稳定，久置易分解沉淀，故一般多于临用时溶解配制。

巴比妥类药物对动物有良好的麻醉作用，手术时间较长者可用苯巴比妥钠或异戊巴比妥钠。若要动物手术后恢复者宜用作用较短的戊巴比妥钠、硫喷妥钠。用法用量见表1-2~表1-7。

表 1-2 巴比妥钠(sodium barbital)

动物	给药途径	浓度和剂量	作用
犬	静脉	10% ,1. 8 ~ 2. 2ml/kg	麻醉
猫	灌胃	10% ,2. 5 ~ 4ml/kg	麻醉
猫	腹腔	10% ,5ml/kg	麻醉
兔	静脉	10% ,1. 2 ~ 1. 5ml/kg	麻醉
兔	灌胃	0. 1 ~ 0. 12g/kg	最小麻醉量
鸽	腹腔	0. 182g/kg	麻醉
蛙	淋巴囊	0. 18 ~ 0. 2g/kg	最小麻醉量

表 1-3 苯巴比妥[phenobarital (luminal)]

动物	给药途径	浓度和剂量	作用
犬、猫	静脉	10% ,0. 5 ~ 1. 0ml/kg	麻醉
猫	腹腔	10% ,1. 5ml/kg	麻醉
兔	腹腔	10% ,1. 5 ~ 2. 0ml/kg	麻醉
鸽	肌内	10% ,3. 0ml/kg	麻醉
蛙	皮下	13mg/kg	麻醉

表 1-4 戊巴比妥钠(pentobarbital sodium)

动物	给药途径	剂量	作用
犬、猫、兔	静脉、腹腔	25 ~ 40mg/kg	麻醉
兔	静脉	10mg/kg	睡眠
大鼠	灌胃	60mg/kg	麻醉
豚鼠	腹腔	40 ~ 50mg/kg	麻醉

表 1-5 异戊巴比妥[amobarbittal (amytal)]

动物	给药途径	剂量	作用
犬	腹腔	60mg/kg	睡眠
犬	静脉	30mg/kg	最小麻醉量
猫	皮下	100mg/kg	麻醉
兔	静脉	40 ~ 50mg/kg	麻醉
大鼠	灌胃	70mg/kg	最小麻醉量
大鼠	腹腔	100mg/kg	麻醉
大鼠	静脉	20mg/kg	最小麻醉量

表 1-6　硫喷妥钠(thiopental sodium)

动物	给药途径	浓度和剂量	作用
犬、猫	静脉	20 ~ 30mg/kg	麻醉
犬、猫	腹腔	30 ~ 50mg/kg	麻醉
兔	静脉	1% ,1 ~ 1. 8ml/kg	麻醉

表 1-7　环己巴比妥钠(evipan sodium)

动物	给药途径	剂量	作用
犬	静脉	30mg/kg	麻醉
犬	静脉	25mg/kg	睡眠
犬	皮下	120mg/kg	麻醉
猫	静脉	25mg/kg	麻醉
兔	静脉	15mg/kg	睡眠
兔	静脉	25mg/kg	麻醉
兔	腹腔	70mg/kg	麻醉

(三) 氨基甲酸乙酯

氨基甲酸乙酯(urethane)也称乌拉坦,是脲的衍生物,无色结晶,易溶于水,是一种温和的催眠药,对动物的作用强而迅速,可用为动物麻醉药。该药对大鼠和猫血压有影响,可引起血压下降,呼吸中枢 CO_2 阈略为提高,需氧量减少,大量可致各种损害。

(四) 氯醛糖

氯醛糖(chloraloze)是氯醛与糖的化合物,用作动物麻醉。对某些实验颇适用,例如心肺装置,一定剂量的氯醛糖,可麻醉运动感觉脊髓中枢而不影响反射作用,增强肾上腺素兴奋子宫作用,而降低副交感神经的作用。血压或升或降不一致。

猫、兔可采用 1% 氯醛糖溶液和 3% 乌拉坦溶液混合麻醉,7ml/kg,静脉或腹腔注射。

五、实验动物的取血方法

(一) 大鼠、小鼠的取血方法

1. 尾静脉取血　将鼠装入固定盒内,盖上盒盖,露出尾巴,用手揉擦或用温水(45 ~ 50℃)加温,亦可用二甲苯等擦鼠尾,使鼠尾静脉充分充血,揩干后剪去尾尖

(大鼠 5 ~ 10mm,小鼠 1 ~ 2mm),尾静脉血即可流出,用手轻轻从尾根部向尾尖部挤压,可以取到数滴血。取血后,先用棉球压迫止血,并立即用 6% 火棉胶涂于伤口处,使伤口外结一层火棉胶薄膜,保护伤口。

另外,可采用交替切割尾静脉方法取血。用一锋利的刀片在尾巴上切破一段尾静脉,静脉血即由伤口流出,每次可取 0.3 ~ 0.5ml 血,可供一般血常规等实验。三根尾静脉可以交替切割,由尾尖部向尾根部方向切割,切割后棉球压迫止血,约 3 天伤口结痂痊愈。这种方法对大鼠较适用。

清醒时取血常未能达到所需血量就停止出血,过多剪去尾尖也无效。此时,可用硫喷妥钠(50mg/kg)麻醉后,按上述方法尾尖取血。由于鼠血易凝,需要全血时,应事先将抗凝剂置于采血管中,如用血细胞混悬液应立即与生理盐水混合。

2. 眼眶动脉和静脉取血　用左手抓住大鼠,拇指和食指尽量将鼠头部皮肤捏紧,使鼠眼突出,右手取一无钩弯头小镊子在右侧眼球部将眼球摘出。将鼠倒置,头部向下,此时眼眶很快流血,将血滴入预先加有抗凝剂的玻璃器皿内,直至流血停止。此法由于取血过程中动物未死,心脏不断跳动,一般可取鼠体重 4% ~ 5% 的血液量,是一种较好的取血方法,但只适用于一次性取血。

3. 后眼眶静脉丛连续穿刺取血方法　这种方法适用于小动物采血。采用后眼眶静脉丛穿刺,穿刺的部位是位于眼球和眼眶后界之间的后眼眶静脉丛。穿刺采用一根特制的硬玻璃吸管,管长 7 ~ 10cm,前端拉成毛细管,内径 0.1 ~ 1.5mm,长为 1cm,后端的管径为 0.6cm。取血时用左手从背部抓住动物,用食指和拇指握住两耳之间的头部皮肤使头固定多并轻轻向下压迫颈部两侧,引起头部静脉血液回流困难,使眼球充分突出。右手持预先浸入 1% 肝素溶液并干燥的毛细玻璃管,将其尖端从内侧插入眼睑和眼球之间后,轻轻向眼底部方向移动,深约 4 ~ 5mm,就达到眼眶静脉丛,略加捻转,血自然进入玻璃吸管内,得到所需的血量后,除去加于颈部的压力,将玻璃吸管拔出,即停止出血。根据实验需要,可在数分钟后在同一穿刺孔重复取血。

(二) 兔、豚鼠的取血方法

1. 兔心腔内取血　兔心腔穿刺是一项容易掌握的操作方法。将动物仰卧固定在手术台上,把心前区的毛剪去,用碘酒、酒精消毒皮肤,用左手触摸左侧第 3 ~ 4 肋间,选择心跳最明显处。一般由胸骨左缘外 3mm 处,将注射针头插入第 3 肋间腔,当注射针头接近心脏时,就会感觉到心脏的跳动,将针头再向里穿刺即可进入心室。穿刺时最好用左手触诊心跳,在触诊的配合下进行穿刺。当针头正确地刺入心脏内时,兔血由于心跳的力量就自然地进入注射器,可行取血。经 6 ~ 7 天后可重复行心脏穿刺术。家兔一次可取全血量 1/6 至 1/5。

2. 兔耳中央动脉取血　将家兔置于兔箱内,用手揉擦兔耳或用灯泡烘烤,片刻后可见到兔耳充血,在兔耳中央有一条较粗、颜色较鲜红的中央动脉。用左手固定住兔耳,右手持注射器,在中央动脉的末端,沿着动脉向心方向穿刺入动脉,动脉血立即进入针筒,取完血后注意止血。中央动脉抽血容易发生痉挛性收缩,故必须让兔耳充分充血,当动脉扩张,未发生痉挛性收缩前立即抽血。取血的针头一般用6号针头,针刺的部位从中央动脉的末端开始。

另一种方法,待兔耳中央动脉充血后,在靠耳尖中央动脉分支处,用一把锋利的小刀,轻切一个小口,兔血即由血管破口处流出,立即取装有抗凝剂的具刻度试管,在血管破口处接血。取血后注意压迫止血。

3. 兔耳缘静脉取血　以小血管夹夹紧耳根部,并以二甲苯涂局部使血管扩张,涂后酒精拭净。然后以粗大针头插入耳缘静脉取血。

另外,做一般常规检查时,只需取少量血液。可在耳缘静脉充血后,用5 1/2号针头刺破靠近耳尖部血管,即收集从刺破口流出的血液。

4. 兔后肢胫部皮下静脉取血　将兔仰卧固定于固定板上,拔去胫部被毛,在胫部上端股部扎橡皮管,在胫部外侧浅表皮下即可清楚看到皮下静脉。用左手两指固定好静脉,右手取带有5 1/2号针头注射器,由皮下静脉平行方向刺入血管。抽一下针栓,如血进入注射器,表示针头已进入血管,即可取血。一次可取2～5ml。取完血必须用棉球压住取血部位止血,时间要略长一些,如止血不好,可造成皮下血肿,影响连续多次抽血。

5. 兔股静脉、颈静脉取血　首先做股静脉和颈静脉暴露分离手术,取股静脉血时,用连有5 1/2号或6号针头的注射器,平行于血管,从股静脉下端向心方向刺入,徐徐抽动针筒即可取血。抽完血后注意止血,一般用于纱布轻压取血部位即可止血。如要连续多次取血,首先尽量选择离心端部位取血。

外颈静脉取血时,用连有6号针头的注射器,由近心端(距颈静脉分支2～3cm处)向头侧端沿血管平行方向刺入,使注射针头一直至颈静脉分支分叉处,即可取血。该处血管较粗,容易取血,取血量较多,一次可取10ml以上。取血完毕,拔出针头,用干纱布轻轻压住取血部位也易止血。

6. 兔股动脉、颈总动脉取血　先做股动脉、颈总动脉暴露分离手术。血管分离后,在主动脉下穿一根线备提起用。取血时提起血管,用左手食指垫于血管下面,取接有6号针头的注射器,与血管平行向心方向将注射针刺入血管,稍向前,即可见动脉血进入针筒,用左手拇指和食指将注射针和血管一起固定好,便可进行取血。如要从颈动脉抽取多量血液时,可在颈总动脉上剪一小口,插一软塑料管,用细胶皮管连接在大注射器上(胶皮管和注射器内要加抗凝剂),先将注射器针筒向外抽,使注射器内呈半真空状态,然后打开塑料管,动脉血即很快进入注射器。

六、药物浓度表示法及剂量换算法

药物浓度是指一定量液体或固体制剂中所含主药的分量。常用以下几种表示法:

(一) 百分浓度

百分浓度是按每 100 份溶液或固体制剂所含药物的分数来表示浓度,简写为% 。由于药物和溶液的量可以用体积和重量表示,因而有三种不同的表示百分浓度的方法。

1. 重量/体积(W/V)法　即每 100ml 溶液中含药物的克数。如 5% 葡萄糖溶液即每 100ml 含葡萄糖 5g。此法最常用,不加特别注明的药物% 浓度即指此法。

2. 重量/重量(W/W)法　即每 100g 制剂中含药物克数,适用于固体、半固体药物,如 10% 氧化锌软膏 100g 含氧化锌 10g。

3. 体积/体积(V/V)法　即 100ml 溶液中含药物的毫升数。适用于液体药物,如消毒用 75% 酒精,即为 100ml 中含无水乙醇 75ml,相当于 W/W 法 70% 酒精。

(二) 比例浓度

比例浓度常用于表示稀溶液的浓度,例如 1 :5000 高锰酸钾溶液是指 5000ml 溶液中包含高锰酸钾 1g;1 :1000 肾上腺素即 0. 1% 肾上腺素溶液。

(三) 克分子浓度(M)

1L 溶液中所含溶质的克分子数称为该溶液的克分子浓度。如 0. 1M NaCl 溶液表示 1000ml 中含 NaCl 5. 844g(NaCl 相对分子质量 58. 44)。

(四) 克当量浓度(N)

1L 溶液中含有溶质的克当量数称为该溶液的克当量浓度。如 1N H_2SO_4 表示 1000ml 中含 49g H_2SO_4(H_2SO_4 的相对分子质量为 98)。

剂量换算

1. 各种动物以及各种动物之间用药计量换算方案　已知 A 种动物每千克体重用药剂量,欲换算 B 种动物每千克体重用药剂量时,先查表 1-8 找出折算系数 W,再按下式计算:

$$\text{B 种动物剂量(mg/kg)} = W \times \text{A 种动物剂量(mg/kg)}$$

例:已知某药对小鼠的最大耐受量为20mg/kg,要折算为家兔的用药剂量。查表1-8,A种动物为小鼠,B种动物为家兔,交点为折算系数 $W=0.04$,则家兔用药量为 $0.04\times20=0.14$(mg/kg)。这样折算所得的剂量有一定参考价值,但不是对各种药物都合适。动物体重应为成熟期动物的平均体重,过重过轻都会增大误差。

表1-8　动物与人体的每千克体重剂量折算系数表

折算系数 W		A种动物或成人						
		小鼠 0.02kg	大鼠 0.2kg	豚鼠 0.4kg	兔 1.5kg	猫 2.0kg	犬 12kg	成人 70kg
B种动物或成人	小鼠0.02kg	1.0	7.0	12.25	27.8	29.7	124.0	388.0
	大鼠0.2kg	0.14	1.0	1.74	3.9	4.2	17.8	56.0
	豚鼠0.4kg	0.08	0.57	1.0	2.25	2.4	9.2	31.5
	兔1.5kg	0.04	0.25	0.44	1.0	1.08	4.5	14.2
	猫2.0kg	0.03	0.23	0.41	0.92	1.0	4.1	13.0
	犬12kg	0.008	0.06	0.10	0.22	0.23	1.0	3.1
	成人70kg	0.0025	0.018	0.031	0.07	0.78	0.16	1.0

2. 动物实验所用药物的剂量计算　一般按mg/kg(或g/kg)计算,应用时需从已知药液浓度换算出相当于每千克体重应注射的药液量(ml),以便于给药。

例:小鼠体重18g,腹腔注射盐酸吗啡10mg/kg,药浓度为0.1%,应注射多少容量(ml)?

计算方法:0.1%的溶液每毫升含药物1mg,与剂量10mg/kg相当的容积为10mg/kg小鼠体重为18g,换算成千克为0.018kg,故 $10\text{ml}\times0.018=0.18\text{ml}$。

小鼠常以mg/10g计算,换算成容积时也以mg/10g计算,较为方便,上例18g重小鼠注射0.18ml,相当以0.1ml/10g,再计算给其他小鼠药量时很方便。

3. 在动物实验中有时需根据给药剂量及给药容量,然后配制相当浓度的药液以便于给药。

例:给大鼠腹腔注射苯巴比妥钠40mg/kg,注射量为1ml/kg,应配制苯巴比妥钠的浓度是多少?

计算方法:40mg/kg相当于1ml/kg,因此1ml药液应含40mg药物,现算成百分浓度 $1:40=100:x$,$x=4000\text{mg}=4\text{g}$,即100ml含4g,故应配成4%的苯巴比妥钠。

七、实验结果的整理和实验报告的写作

实验前做好周密、合理的实验设计,实验后则应将所有实验结果归纳、整理,明

确实验已取得的成果、尚未解决的问题和实验中的优缺点。实验报告正是实验后进行总结的重要步骤。

（一）实验结果的整理

药理实验结果有测量资料（如血压值、心率值、体温值等）和记数资料（如死亡率、阳性反应率等）两大类。我们在记录和整理这些资料时均应以正确的单位和数值定量表示。一般来说，应尽量将获得的资料组成图或表，使主要结果能突出出来，以便分析、比较。做表格时，一般将观察项目列在表内左侧，由上而下逐项填写，实验中的变化过程则由左向右按顺序填写。绘图时，应在纵轴和横轴上列出数值刻度，标明单位，并在图下方注明实验条件。如果不是连续性变化，也可用直方图表示。总之，图表的制作原则是体现直观性。有关图表的详细制作要求可参考有关专门文献。

（二）实验报告的写作

实验报告要求结构完整、条理清楚、书写工整、结果科学、结论符合逻辑。一般包括下列内容：

1. 实验题目。
2. 实验目的。
3. 实验原理。
4. 实验材料　应当列出实验动物的种类、性别、育龄、体重等重要情况，此外也应列出实验所用的主要仪器、设备和所用药品。
5. 实验结果　应该真实地记录。在实验报告中，实验结果的记录可以是经过整理的数据或图表，与实验结果有关的重要情况也不应遗漏，如气温和实验操作的主要过程应保存备查，一旦出了问题，可以从这些资料中及时查出原因。
6. 讨论　应针对实验结果进行分析，不可离开实验结果空谈理论。作为学生实验的讨论，为了达到复习理论知识的目的，可结合理论课中学到的知识作做习性质的讨论。如果实验结果是非预期的，应尽量分析可能的原因。
7. 结论　通过实验结果做符合逻辑的推理，进而做出结论，没有实验证据的理论分析不能作为结论。

（邬利娅 · 伊明）

第二章　药理学实验

实验一　药物的半数致死量的测定

半数有效量(50% effective dose, ED_{50})指实验动物数有 50% 出现阳性药效反应所需的剂量。半数致死量(50% lethal dose, LD_{50})则是以死亡率表示反应能使 50% 的动物死亡的剂量。这些反应药效或毒效的定量指标都是建立在质反应量效关系基础上的数据。其性质、特点及数学统计方法基本相同。常用 ED_{50} 或 LD_{50} 表示药物的疗效大小或毒性的大小。用 LD_{50} 与 ED_{50} 的比值即治疗指数评价药物的安全范围。本实验以 LD_{50} 的测定方法为例进行介绍。

【实验目的】

1. 了解 LD_{50} 的概念和意义。
2. 学习 LD_{50} 的测定及其计算方法。

【测定 LD_{50} 的意义和原理】

衡量一个药物急性毒性的大小,一般是以该药物使动物致死的剂量(lethal dose)为指标,通常用半数致死量(LD_{50})来表示。

将动物均匀分组,各组动物给予不同的剂量,观察各组动物死亡的百分率。在一定的剂量范围内,各组的死亡率将随剂量的增加而递增。若以死亡率为纵坐标,剂量为横坐标,将结果绘图,可见剂量与反应间的关系为一长尾"S"形曲线。如把剂量转换成对数剂量,则又成对称的"S"形曲线。从对称的"S"形曲线上可以看到它的中段斜率较大,在 50% 死亡率的部分斜率最大,愈靠近曲线的两端斜率愈小。这表示在曲线中段处,剂量稍有变动,死亡率就有明显的差别;相反,在曲线的两端处,剂量变动对死亡率的影响不明显。因此在 50% 处,代表的动物数最多,最能代表大多数动物的状况,即最具有代表性,反应比较灵敏,测定也最准确。在 50% 死亡率的对数剂量,再从反对数求得的剂量,就是 LD_{50}。

如果把死亡百分率转换成概率单位,作为纵坐标,则概率单位与对数剂量的关系是一直线。这种转换方法称概率单位法。概率单位是将常态曲线横轴的单位用标准差(s)来表示。常态曲线下横轴的总长共约 6 个标准差(从 $-3s$ 到 $3s$),每个 s 距离相等,为消除负号,每个 s 数均加 5,结果从 -3 到 $+3$,就变成了 2 ~ 8 七个数字。

理论平均数原在横轴 0 点上，此时就变成了“5”（这就是 50% 死亡率的概率单位是 5）。基于这个原理，通过数学公式计算列出由死亡率检索概率单位的表（表 2-1-1，表 2-1-2）。然后，通过数学运算求得 LD_{50}。

【实验材料】

小鼠 50 只、电子秤、注射器（1ml）、苦味酸溶液（标记）、0.02% 硝酸士的宁溶液。

【实验方法】

LD_{50} 的测定方法很多，有 Bliss 概率单位法、简化概率单位法、目测图解法、寇氏法、综合计算法、改良寇氏法、序贯法。本次实验只介绍简化概率单位法。

1. 简化概率单位法　此法利用概率单位与对数剂量呈直线关系而设计。用 2～5 组实验基本对称时的不加权重简化法，即简化概率单位法。计算简便。

在实验设计上要求剂量间的比值相等，一般常用 1∶0.7～1∶0.8，偶尔用 1∶0.5～1∶0.85。通过预试验调节剂量，使半数组的反应率在 10%～50%，其余半数组的反应率在 50%～90% 之间。各组动物数最好相等。

2. 测定步骤

（1）预试验：选体重 18～24g 小鼠 8～10 只，以 2 只为一组，随机分成 4～5 组。药品用 10 倍稀释配成一系列浓度药液，以 0.2ml/10g 容量腹腔注射，观察中毒症状并记录死亡数，找出药品对小鼠的最大不致死量（LD_0、D_0）和最小全致死量（LD_{100}、D_m）；求出公比，然后按等比级数插入几个中间剂量，再计算各组剂量。例如，硝酸士的宁预试验结果 D_0 为 0.67mg/kg，D_m 为 2.8mg/kg，代公式求公比 r，设分 5 组。

$$r=\sqrt[n-1]{D_m/D_0}$$

式中，n 为组数；D_m 为最小全致死量；D_0 为最大不致死量。

求得 r 后，自第一剂量组（LD_0、D_0）开始乘 r，即得相邻的下一个组的剂量。各组剂量（由小到大）分别为 D_0（最大不致死量，已知）、D_0r、D_0r^2，D_0r^3、D_0r^4（最小全致死量 D_0）。

各组间剂量之比为 1∶0.7 为最优。

（2）正式试验：选用体重 18～24g 的小鼠，健康、未孕、雌雄兼用。随机分组，每组 10 只，共分 5 组。分组方式如下：

1）同一重量段（18.0～18.9g）小鼠放入一个鼠笼内。

18g	19g	20g	21g	22g

2）标记小鼠。

3）雌、雄小鼠分别按体重顺序（由大到小，或由小到大），照下列方式分层随机分成5组，使不同性别和体重的小鼠能均匀分配于各组，每组10只。

组数	Ⅰ	Ⅱ	Ⅲ	Ⅳ	Ⅴ
鼠数	1	2	3	4	5
	5	1	2	3	4
	4	5	1	2	3
	3	4	5	1	2
	2	3	4	5	1

按上述方法求出各组剂量，分别由腹腔注射硝酸士的宁溶液0.2ml/10g。观察中毒症状及死亡时间，并记录各组动物死亡数。

【实验结果】

实验结果填入表2-1-1。

表 2-1-1　实验结果

组别	动物数	剂量（mg/kg）	lgD（x）	死亡动物数	死亡率（p）	概率单位（y）	权重系数（Wc）	权重（W）	备注
1									
2									
3									
4									
5						$\sum y=$		$\sum W=$	

LD_{50} 计算公式：

（1）用两个剂量组时：

$$LD_{50}=\lg^{-1}\left[\frac{i(y_{50}-\bar{y})}{y_2-y_1}+\frac{i}{2}+x_i\right]$$

$$s_{x50}=\frac{i}{(y_2-y_1)^2}\sqrt{\frac{4(y_{50}-\bar{y})^2+(y_2-y_1)^2}{\sum W}}$$

（2）用三个剂量组时：

$$LD_{50}=\lg^{-1}\left[\frac{2i(y_{50}-\bar{y})}{y_3-y_1}+x_2\right]$$

$$s_{x50}=\frac{2i}{(y_3-y_1)}\sqrt{\frac{6(y_{50}-\bar{y})^2+(y_3-y_1)}{\sum W}}$$

（3）用四个剂量组时：

$$LD_{50}=\lg^{-1}\left[\frac{10i(y_{50}-\bar{y})}{3(y_4-y_1)+(y_3-y_2)}+\frac{i}{2}+x_2\right]$$

$$s_{x_{50}}=\frac{10i}{[3(y_4-y_1)+(y_3-y_2)]^2}\sqrt{\frac{80(y_{50}-\bar{y})^2+3[(y_4-y_1)+(y_3-y_2)]^2}{\sum W}}$$

（4）用五个剂量组时：

$$LD_{50}=\lg^{-1}\left[\frac{10i(y_{50}-\bar{y})}{2(y_5-y_1)+(y_4-y_2)}+x_3\right]$$

$$s_{x_{50}}=\frac{10i}{[2(y_5-y_1)+(y_4-y_2)]^2}\sqrt{\frac{50(y_{50}-\bar{y})^2+2[(y_5-y_1)+(y_4-y_2)]^2}{\sum W}}$$

LD_{50} 的可信限 $=LD_{50}\pm1.96s_{x_{50}}\quad(p=0.95)$

上述各式中，x_1、x_2、x_3、…为各组剂量的对数，从小剂量组到大剂量组；y_1、y_2、y_3、…为由各剂量组的反应率（p_1、p_2、p_3）转换而成概率单位数（表 2-1-2，表 2-1-3）；y_{50} 为 50% 反应率时的概率单位数；W=权重=Wc（权重系数）×n（各组动物数）；i 为相邻两剂量（高剂量为分子）间比值的对数；$s_{x_{50}}$ 为 $\lg LD_{50}$ 的标准误。

$$\bar{y}=\frac{\sum y}{N}=\frac{\text{概率单位数总和}}{\text{组数}}$$

表 2-1-2 百分率、概率单位和权重系数对照表

（上行：概率单位　下行：权重系数）

%	0	1	2	3	4	5	6	7	8	9
0		2.67 0.071	2.95 0.121	3.21 0.159	3.25 0.194	3.36 0.225	3.45 0.252	3.52 0.276	3.59 0.301	3.66 0.322
10	3.72 0.343	3.77 0.360	3.83 0.379	3.87 0.359	3.92 0.142	3.96 0.425	4.01 0.442	4.05 0.455	4.08 0.467	4.12 0.478
20	4.16 0.490	4.19 0.500	4.23 0.521	4.26 0.520	4.29 0.529	4.33 0.540	4.36 0.548	4.39 0.555	4.42 0.563	4.45 0.570
30	4.48 0.567	4.50 0.581	4.532 0.587	4.56 0.593	4.59 0.599	4.61 0.602	4.46 0.508	4.67 0.612	4.69 0.651	4.72 0.618
40	4.75 0.622	4.77 0.624	4.80 0.627	4.82 0.629	4.85 0.631	4.87 0.633	4.90 0.634	4.92 0.635	4.95 0.636	4.97 0.636
50	5.00 0.637	5.03 0.636	5.05 0.636	5.08 0.635	5.10 0.634	5.13 0.633	5.15 0.631	5.18 0.629	5.20 0.627	5.23 0.363
60	5.25 0.622	5.28 0.618	5.31 0.615	5.33 0.012	5.36 0.608	5.39 0.602	5.14 0.599	5.44 0.593	5.47 0.587	5.50 0.624
70	5.52 0.567	5.55 0.570	5.58 0.563	5.61 0.555	5.64 0.548	5.67 0.540	5.71 0.529	5.74 0.520	5.77 0.512	5.81 0.581
80	5.84 0.490	5.88 0.478	5.92 0.467	5.95 0.455	5.99 0.112	6.04 0.425	6.08 0.412	6.13 0.395	6.13 0.395	6.23 0.360
90	6.28 0.343	6.34 0.322	6.41 0.301	6.48 0.276	6.55 0.252	6.64 0.225	6.75 0.194	6.88 0.159	7.05 0.121	7.33 0.071

表 2-1-3　0%或 100%反应率的概率单位近似值和权重表

动物数 n	概率单位 0%	概率单位 100%	权重 W	动物数 n	概率单位 0%	概率单位 100%	权重 W
1	3. 36	6. 64	0. 53	18	2. 41	7. 59	2. 24
2	3. 13	6. 87	0. 82	20	2. 38	7. 62	2. 32
3	3. 00	7. 01	1. 02	24	2. 32	7. 68	2. 46
4	2. 90	7. 10	1. 19	25	2. 31	7. 69	2. 50
5	2. 82	7. 18	1. 32	30	2. 26	7. 74	2. 66
6	2. 76	7. 24	1. 44	40	2. 17	7. 83	2. 90
7	2. 71	7. 29	1. 54	50	2. 10	7. 90	3. 10
8	2. 67	7. 33	1. 63	60	2. 05	7. 95	3. 25
9	2. 63	7. 37	1. 72	70	2. 01	7. 99	3. 39
10	2. 60	7. 40	1. 81	80	1. 97	8. 03	3. 52
12	2. 54	7. 46	1. 93	90	1. 93	8. 07	3. 64
15	2. 47	7. 53	2. 10	100	1. 90	8. 10	3. 75

【注意事项】

1. 药液的配制　士的宁母液浓度是 0. 02% ,按 1 ∶0. 7 方法稀释,即:①号液配法:取母液 70ml 加蒸馏水 30ml,其浓度为 0. 014% ;②号液配法:取①号液 70ml 加蒸馏水 30ml,其浓度为 0. 0098% ;依次类推,配成 0. 006 86% 和 0. 0048% 的士的宁溶液。各剂量组由小到大分组,分别由腹腔注射 0. 2ml/10g。

2. LD_{50} 的计算　如果按简化概率单位法公式计算,若出现相邻的重复的 1% 或 100% 组,则应将靠边的组弃去不计,使小剂量组只有一组使 0% 动物死亡,大剂量组只有一组是 100% 动物死亡。按实用的剂量组数带入有关剂量组公式计算 LD_{50}。

【思考题】

1. LD_{50} 概念。测定某药的 LD_{50} 和 ED_{50} 有何临床意义?

2. 设通过预试验,求得普鲁卡因的 D_0(LD_0)为 164mg/kg, D_m(LD_{100})为 250mg/kg,准备分成 5 组进行实验,计算各组剂量为多少?

(邬利娅 · 伊明)

实验二　磺胺嘧啶钠的吸收与分布

【实验目的】

学习测定血液、脑、肝、肾组织中磺胺嘧啶钠的浓度，了解该药的吸收和分布情况。

【实验原理】

磺胺类药物在酸性溶液中，可与亚硝酸钠起重氮反应，产生重氮盐，此盐在碱性溶液中，与酚类化合物（麝香草酚）起偶联反应，形成橙色的偶氮化合物。利用光电比色法测定各组织中磺胺类药物的含量。

【实验材料】

动物：小鼠5只（体重25～30g）。

器械：注射器、小鼠灌胃针头、剪刀、镊子、扭力天平、匀浆器、烧杯、小漏斗、量筒、吸管、滤纸、硫酸纸、721分光光度计、离心机。

药品：10%磺胺嘧啶钠溶液（SD-Na）、7.5%三氯醋酸溶液、0.1% SD-Na溶液、0.5%亚硝酸钠溶液、0.5%麝香草酚溶液（用20% NaOH溶液配制）。

【实验方法】

1. 取25g以上的小鼠5只，禁食12小时，不禁水，称重，编号后分为两组。给药组4只鼠均以10%磺胺嘧啶钠溶液0.2ml/10g灌胃；对照组1只鼠用等量生理盐水灌胃，记录给药时间。

2. 于给药后15、30、45和60分钟将小鼠摘眼球取血（或断头取血），置于抗凝试管内（肝素抗凝），立即摇匀。拉脱颈椎处死动物，取脑、肝和肾组织。

对照组小鼠在实验过程同上时间，按同法取血和处死，并取上述组织。

3. 血及组织标本处理　①取7.5%三氯醋酸溶液2.8ml于试管中，再加入抗凝全血0.2ml，用振荡器充分摇匀；②预先称重铝箔（或硫酸纸），称取小鼠脑、肾组织200～400mg，取肝组织500～600mg，分别置于匀浆器中，加入7.5%三氯醋酸溶液（每100mg组织加1ml）制作匀浆，制成匀浆后全部倾入小试管中。

4. 测定样品的制备　①将对照组和给药组的血和组织匀浆离心（3000r/min）5分钟；②分别取上清液1.5ml加入试管中，再另取一管加入对照鼠肝匀浆上清液

1.4ml，再加0.1% SD-Na 溶液0.1ml，此管作为标准管；③分别向上述各试管中加入0.5%亚硝酸钠溶液0.5ml，充分振荡后再加入0.5%麝香草酚溶液1ml，摇匀后呈橙红色。

5. 用721分光光度计在525nm波长处测定样品吸收度（A）值，以对照鼠样品作为空白管。

6. SD-Na 浓度计算。

$$\text{组织中 SD-Na 浓度}(\mu g/mg)=\frac{A_{\text{样品管}}\times 100\times 10}{A_{\text{标准管}}\times 1.5}$$

$$\text{血液中 SD-Na 浓度}(\mu g/ml)=\frac{A_{\text{样品管}}\times 100\times 15}{A_{\text{标准管}}\times 1.5}$$

7. 用普通坐标纸，以横坐标表示时间，纵坐标表示药物浓度，绘制给药后不同时间血液及组织中 SD-Na 浓度图。

【注意事项】

1. 先加三氯醋酸溶液于试管内，后加血液并立即振摇，否则易出现凝血块。
2. 组织切碎后，放入组织匀浆器，立即加三氯醋酸溶液摇匀，并研磨制成匀浆。
3. 离心时空套管必须取出。对称两管离心时应平衡。
4. 使用扭力天平时，必须先将开关旋扭关上，然后放置组织于秤盘上再开旋扭称量。

【思考题】

影响药物吸收和分布的因素有哪些？

（新华 · 那比）

实验三　药物血浆半衰期的测定

【实验目的】

学习测定药物血浆浓度半衰期，表观分布容积等药代动力学参数的基本方法。

【实验原理】

1. 当药物符合一室模型一级消除动力学时，药物静脉注射后，可准确地测知两个不同时间(t_1,t_2)的血药浓度(C_1,C_2)后,即可代入一级消除动力学方程,求出消除率常数 k。

$$k=-2.303\frac{\lg C_1-\lg C_2}{t_1-t_2}$$

而 $t_{1/2}$ 与 k 的关系如下:

$$t_{1/2}=\frac{0.693}{k}$$

将上述 k 值代入即得:

$$t_{1/2}=\frac{-0.301(t_2-t_1)}{\lg C_2-\lg C_1}$$

另一描述药物消除规律的有用参数是药物体内留存率(R_t),即每隔 t 小时体内留存药量占原药量的比率。$t_{1/2}$ 与 R_t 的关系如下:代入公式:

$$t_{1/2}=-0.301\quad\frac{t}{\lg R_t}=\frac{-0.301(t_2-t_1)}{\lg C_2-\lg C_1}$$

式中,C_1、C_2 为不同时间的血药浓度;t_2-t_1 为两次取血的时间间隔。

2. 标准含量推算法　利用 721 分光光度计测出水杨酸钠浓度为 C 的标准管内药液的光密度 OD,求比值 $k=C/\text{OD}$;再分别测出 t_1 与 t_2 时间的待测液的 OD_1 和 OD_2,求得 C_1 和 C_2。

代入上述 $t_{1/2}$ 公式即可计算出半衰期。

【实验材料】

动物:家兔。

器械:721 分光光度计、离心机、离心管、小试管、试管架、加样器(1000μl,500μl)、注射器(5ml)。

药品:10% 和 0.02% 水杨酸钠溶液、0.5% 肝素溶液、10% 三氯醋酸溶液、10% 三氯化铁溶液。

【实验方法】

1. 取家兔一只,称重,为从耳缘静脉取血做好准备。

2. 水杨酸钠标准曲线制法:以药物在兔血 1ml 中预先配制成 0.05%、0.025%、0.01%、0.005%,按上述同样步骤离心、比色而绘制成,由于吸光度(x)与药物浓度(C)呈直线关系,利用 Win98 上的 Excel 程序,进行回归计算后可得到回归方程 $y=a+bx$。

3. 取离心管三支,分别标记 A、B、C,各加入 10% 三氯醋酸溶液 3.5ml,由家兔颈动脉取血 1ml 加入 A 管中(取血所用试管内壁用 0.5% 肝素溶液湿润,下同),立即振摇。然后由耳缘静脉缓慢注入 10% 水杨酸钠溶液 2ml/kg,并记录注射完毕的时间。给药后 10 分钟、45 分钟分别从颈动脉取血 1ml 加入 B、C 管中,记录取血的准确时间,并立即振摇离心管。以 2000 转/分钟转速离心 5 分钟。准确吸取离心后的上清液 3ml 移至另 A、B、C 编号的三个试管内,加入 10% 三氯化铁溶液 0.3ml 显色。

4. 测定光密度及计算　以给药前空白 A 管为对照、调零,用 721 分光光度计在 510nm 波长处测得 B、C 管的光密度(x_1、x_2),再根据预先制备的标准曲线得到回归方程 $y=a+bx$,将 B、C 管测得的吸光度(x)代入,求出药物浓度(C)。

再代公式,计算半衰期、分布容积。

(1) 半衰期($t_{1/2}$):

$$t_{1/2}=\frac{0.301}{(\lg y_1-\lg y_2)t}$$

其中,y_1、y_2 不同时间的血药浓度;t 为两次取血的间隔时间。

(2) 分布容积(V_d):

$$V_d=\frac{\text{静脉注入体内的药量 } d_0(\text{mg/kg})}{\text{初始药物浓度 } C_0(\text{mg/kg})}$$

式中,$C_0=C_1\lg^{-1}(0.301t_1/t_{1/2})$;$C_1$ 为第一次取血的药物浓度(mg/L);t_1 为第一次取血与用药的间隔时间。

【思考题】

1. 试述测定药物血浆半衰期的临床意义。

2. 根据测定的药物半衰期,推算动物在用药 12 小时后,血中药物浓度将是多少。

3. 比较标准曲线法和下述方法,你认为哪种方法更科学合理?不科学的那一种方法其问题出在哪里?

(1) 空白对照,标准管的制作:取试管 2 支,一管作标准管,加 0.02% 水杨酸钠溶液 1ml,另一管加蒸馏水 1ml,分别加入 10% 三氯醋酸溶液 3.5ml,混匀后各取 3ml 移至另两个试管内,加入 10% 三氯化铁溶液 0.3ml 显色。以蒸馏水管调零,用 721 分光光度计在 510nm 处测定标准管光密度(OD)求标准管药物浓度[y]与光密度(OD)之比值(K'),即:$K'=y/\text{OD}$

(2) 以给药前空白 A 管为对照,同上法测得 B、C 管的光密度(OD_1、OD_2)再根据 $y=K'\text{OD}$,求出 y_1、y_2,即可进行半衰期、分布容积的计算。

(李琳琳)

实验四　苯海拉明的拮抗参数(pA_2)的测定

【实验目的】

利用离体豚鼠回肠标本,观察苯海拉明(DH)对组胺(HA)的竞争性拮抗作用,并计算拮抗参数的 pA_2。

【实验原理】

pA_2 为竞争性拮抗剂的拮抗参数,定义为可使激动药在2倍浓度时所产生的效应恰好等于未加入拮抗药时激动药引起的效应,所需竞争性拮抗药克分子浓度的负对数。

HA 可兴奋离体豚鼠回肠的 H_1 受体,使肠肌收缩,其量效关系符合 Clark 基本公式:

$$r=\frac{E}{E_{max}}=\frac{[DR]}{[R_r]}=\frac{[D]}{K+[D]}=r$$

式中,r 为药效分值,指药效强度 E 占最大药效 E_{max} 百分比;[DR]为受体与药物复合体的浓度;$[R_r]$为受体总浓度;[D]为药物 D 的浓度;K 为药物的平衡解离常数。

累积法增加浴管中的药物浓度,可使回肠收缩产生的张力逐渐增加,直至 E_{max} 用作图法或计算法可得到其量-效关系曲线或方程。

组胺受体竞争性拮抗豚鼠回肠的兴奋作用,在给予不同浓度的竞争性拮抗剂后,HA 的量效关系符合下式:

$$r=\frac{E}{E_{max}}=\frac{[D]}{K_D+[D]+[K_D/K_A][A]}$$

式中,K_D 为激动剂 D 的平衡解离常数;K_A 为竞争性拮抗剂 A 的平衡解离常数:[D]为激动剂的浓度;[A]为竞争性拮抗剂的浓度。可用加 A 药后 D 药的量效曲线是否平行右移判断 DH 对 HA 是否具有竞争性拮抗作用。

根据 pA_2 定义,令$[D_0]$和[D]分别为无及有 A 时激动剂的浓度。

$$\frac{[D]_A}{[D]_0}=1+\frac{[A]}{K_A}$$

$\frac{[D]_A}{[D]_0}=2$ 时,$[A]_2=K$($[A]_2$ 为半拮抗浓度)

$pA_2=-\log[A]_2=-\log K_A$

徐端正改良等效法是测定 pA_2 简便而较为而较准确的方法。它利用实验获得的含和不含竞争性拮抗剂时，激动剂的浓度-效应数据经双倒数变换后，分别进行直线回归，得到两条直线回归方程：$y=a+bx$ 及 $y'=a'+b'x'$，利用等效条件求出 pA_2：

$$K_A=\frac{b}{b'-b}[A]$$

$$pA_2=-\log K_A=-\log\frac{b}{b'-b}[A]$$

【实验材料】

动物：豚鼠。

器械：BL-420 微机型生物机能实验系统、超级恒温水浴、双层浴管、张力换能器、铁支架、双凹夹、螺夹、L 形钩、吊钩、加氧泵、培养皿、缝线、1g 砝码、烧杯、20ml 量筒、0.25ml 注射器、手术器械、木棒、方盘。

药品：磷酸组胺溶液（hislaminc phosphate solution，相对分子质量 307.1）10^{-7}mol/L、10^{-6}mol/L、10^{-5}mol/L、10^{-4}mol/L、10^{-3}mol/L、10^{-2}mol/L、10^{-1}mol/L。盐酸苯海拉明溶液（diphcnhydramine hydrochloride solution，相对分子质量 291.8）10^{-5}mol/L、10^{-4}mol/L。Botting 液。

【实验步骤和观察项目】

1. 调节启动超级恒温水浴　浴温 32℃。

2. 运行并调节 BL-420 微机型生物机能实验系统　依次打开打印机、显示器、主机的电源开关，进入 Win98 操作系统。执行“开始”菜单中“程序”选项下的“Biolap98”程序，运行 BL-420 微机型生物机能实验系统。选择“实验项目”菜单中的“消化实验”菜单项，运行“苯海拉明的拮抗参数的测定”实验模块。按启动键开始实验，“增益”选择 100。“扫描速度”选择 25.0s/div，按当前通道信号直流平衡档命令键使信号曲线移至基线下 5 格，在张力换能器上轻挂 1g 砝码，曲线上移 2 格左右，取下重物，曲线回原位（即基线下 5 格）。

3. 制备回肠标本　取豚鼠 1 只，木棒猛击枕部处死放血，迅速打开腹腔，距回盲部 2cm 处剪断回肠，分离肠系膜，取出回肠 15 ~ 20cm，放入盛有氧饱和 Botting 液的烧杯中，用注射器将肠内容物冲洗干净，剪成 1 ~ 2cm 长肠段。

4. 悬挂标本　浴管内加入 Botting 液 15ml，用“L”形钩与吊钩对角钩住肠段两端，放入浴管浴液中。将“L”形钩固定在铁支架横梁上，吊钩另一端系于张力换能器上。通氧气(1 ~ 2 个气泡/秒)。调节 L 形钩或换能器的高低，以给回肠加 1g 静止负荷，曲线上移 2 格左右(加 1g 砝码时曲线的位置)，稳定 90 分钟。在稳定期间每隔 15 分钟换一次营养液。

5. 观察D药对A药竞争性拮抗作用　按实时数据记录命令键开始记录数据。描记一段药前正常曲线后，按表2-4-1依次加入不同浓度的A药。每次加药时，按添加通用标记命令键添加实验标记。每加1次A药后，待张力不再增加时加下一次药，直至增加A药浓度回肠张力不再增加为止（即 E_{max}）。用Botting液冲洗浴管3次。浴管液仍为15ml，设计B药浓度，使浴管中B药的浓度为 10^{-7}mol/L，稳定5分钟，同上法加入HA，依次描记收缩曲线。冲洗浴管后，加入 10^{-4}mol/L DH 0.2ml（浴管内浓度为 10^{-6}mol/L），5分钟后再加HA。

6. 结束实验　加药完毕，按止数据显示与记录命令键结束实验。在“另存为”对话框中，修改并确定存储波形数据文件的名字（默认文件名为“月日时分、dat”）。

7. 打印实验图形　按反演数据读取命令键选择反演数据文件。在“打开”对话框中，选择已存储的数据文件名，确定后开始反演。按打印当前通道图形命令键打印当前通道图形。

表2-4-1　D药对A药竞争性拮抗作用 pA_2 测定

给药顺序	HA浓度（mol/L）	加HA容积（ml）	浴管中HA累积浓度[D]（mol/L）	$\frac{1}{[D]}$	回肠收缩幅度（cm） E_0 $\frac{1}{E_{0,max}}$ E_1 $\frac{1}{E_{1,max}}$ E_2 $\frac{1}{E_{2,max}}$ E_3 $\frac{1}{E_{3,max}}$
1	10^{-7}	0.15	10^{-9}		
2	10^{-6}	0.135	10^{-8}		
3	10^{-5}	0.135	10^{-7}		
4	10^{-4}	0.135	10^{-6}		
5	10^{-3}	0.135	10^{-5}		
6	10^{-2}	0.135	10^{-4}		
7	10^{-1}	0.135	10^{-3}		

8. 结果整理　利用BL-420微机型生物机能实验系统计算。

实验完成后，在“数据处理”菜单中选择“数据输入”命令，弹出“pA_2 参数测定”对话框（图2-4-1）。在对话框中填入相应的实验数据，按“计算”按钮，即可自动计算出该次实验的 pA_2 值。

另外，除了在对话框中手工填入的所有数据外，也可以直接在计算机显示的实验结果图形上，通过鼠标点击获取实验数据 E_i，自动填入对话框的相应位置。具体方法是：实验完成后，选择“两点测量”工具，在没有加入苯海拉明的量效曲线上选择某一浓度下曲线的起点（加药前）和终点（加药后），计算机自动计算终点和起点的差值作为 E_1，将其填入 E_1 编辑框中，然后光标自动移到 E_2 编辑框中，用同样方法可测得 E_2 值，以此类推，可获得加第一组DH后的 E_1、E_2、…值，加第二组、第三组DH后的 E_1、E_2、…值，但需注意浓度值 D_1、D_2、…需要人工输入。

计算机当前准备测量的点在对话框的“当前点”中显示，比如显示 A_1:E_2，表示利用“两点测量”测定的 E_i 值，将被填入第一组DH后的 E_2 中。由于测完 E_i 值后，

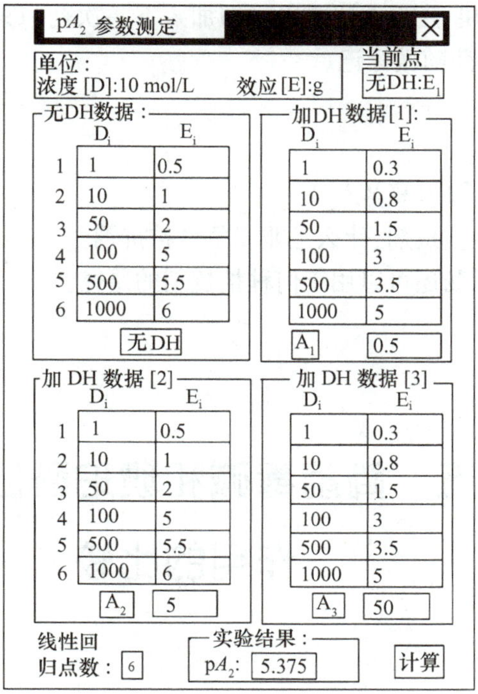

图 2-4-1 pA_2 参数测定对话框

光标自动移动到 E(i+1) 编辑中，所以如果需要重新测定某个参数，如 $A_1:E_2$，而这时计算机指示的当前点为 $A_2:E_2$，只需单击"A_1"按钮，当前点变成 $A_1:E_1$，先测定 $A_1:E_1$，然后再测定 $A_1:E_2$，依次下去。

可以通过选中或不选中 A_2 和 A_3 按钮后面的复选框，来使用或禁用第二组和第三组加入 DH 后的量效曲线数据参加 pA_2 计算。

注意：对话框中输入的浓度值 D_i 均以 10 的 -6 次方幂(10^{-6}) mol/L 为单位，效应 E 则以克为单位。而在计算机内部计算时，会自动将引转化为 mol/L 进行计算。

除此之外，可以选择参加直线回归计算的点数，在"线性回归点数"编辑框中输入，其有效输入范围为：2～6 点(默认值为 6 点)。如果输入的"线性回归点数"值小于 6，比如输入 5，计算机自动从前 5 个(D_i,E_i)编辑框中取值进行计算。

在"打印"菜单中先选择"通用通道数据打印"，再选择"1 通道图形"，以打印实验图形及 pA_2 值

【注意事项】

1. 制备肠段时避免损伤。
2. 加药量必须准确，要直接将药加在液面上。

3. 抽药、加药要快，一旦曲线变平立即加入下一次药，每次加药后的反应时间约为20～30秒，随加药随做标记。

【思考题】

1. 何谓 pA_2 值？有何意义？
2. 什么是竞争性拮抗剂，什么是非竞争性拮抗剂？
3. 你认为离体回肠还可以用于何种拮抗剂的研究？

（李琳琳）

实验五　筒箭毒碱和琥珀酰胆碱对家兔作用的比较

【实验目的】

学习肌松药的家兔垂头试验法，了解非去极化型和去极化型肌松药作用的区别。

【实验材料】

动物：家兔3只。
器械：注射器、剪刀。
药品：0.03%氯化筒箭毒碱溶液、0.05%氯化琥珀酰胆碱溶液、0.05%甲基硫酸新斯的明溶液。

【实验方法】

取家兔3只，标号，称重，观察家兔的一般情况，再按下述方案给药。

甲兔：以2ml注射器抽取0.03%氯化筒箭毒碱溶液2ml。按0.5ml/分钟的速度进行静脉注射。一旦发现该兔有垂头倾向（图2-5-1），即暂停注射，并轻叩其头。若此时该兔仍不能抬头，就记录已经注入的药量，此即为该兔的垂头剂量。再追加一倍量的氯化筒箭毒碱，观察家兔四肢肌肉张力和呼吸的变化。如出现呼吸麻痹，立即将与人工呼吸机出气管相连的导尿管插入兔子的一侧鼻孔，给予

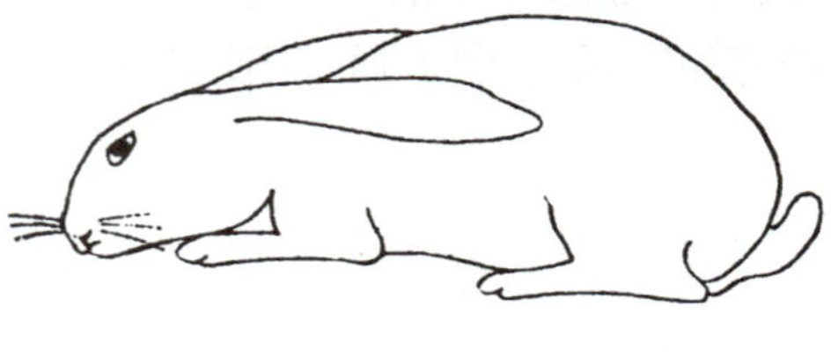
图2-5-1　家兔给予肌松药后的垂头现象

人工呼吸，并静脉注射甲基硫酸新斯的明 0. 2mg/kg（0. 05% 溶液，0. 4ml/kg），观察动物的变化。

乙兔：缓慢静脉注射氯化琥珀酰胆碱 0. 25mg/kg（0. 05% 溶液，0. 5ml/kg），观察该兔是否有肌颤、垂头或全身瘫痪等表现。如出现呼吸麻痹，立即给予人工呼吸，等待其恢复。记录从开始垂头到恢复抬头所经时间。

丙兔：缓慢静脉注射氯化琥珀酰胆碱 0. 25mg/kg（0. 05% 溶液，0. 5ml/kg）。出现瘫痪现象后，立即静脉注射甲基硫酸新斯的明 0. 2mg/kg（0. 05% 溶液，0. 4ml/kg），观察动物的进一步反应。如出现呼吸麻痹，立即给予人工呼吸，待其恢复，并与乙兔比较恢复时间的长短。

【实验结果】

将实验结果填入表 2-5-1。

表 2-5-1　实验结果

兔号	体重	给药顺序	剂量	给药后表现
甲		1. 筒箭毒碱 2. 筒箭毒碱 3. 新斯的明		
乙		琥珀酰胆碱		
丙		1. 琥珀酰胆碱 2. 新斯的明		

【注意事项】

各兔静脉注射肌松药时，力求缓慢恒速，约 0. 5ml/min。这样才能准确测出垂头剂量，并便于观察肌松药作用的发展。

【讨论题】

为何新斯的明可以拮抗筒箭毒碱的肌松作用，却可加重琥珀酰胆碱的肌松作用?

（玛依努尔 · 吐尔逊）

实验六　有机磷药物的中毒及其解救

【实验目的】

观察有机磷药物中毒的症状及血液胆碱酯酶的抑制情况。根据阿托品和解磷定对有机磷中毒的解救效果，初步分析两药的解毒原理。

【实验材料】

动物：家兔2只。

器械：兔固定箱、注射器、小鼠灌胃针头、预先加草酸钾的试管、试管架、刀片、测瞳尺、木夹、干棉球。

药品：47% E605（或5%精制敌百虫溶液）、0.2%硫酸阿托品溶液、2.5%碘解磷定溶液、二甲苯、测定血液胆碱酯酶活力的材料见后。

【实验方法】

1. 取家兔2只，以甲、乙编号，称其体重，观察下列指标，活动情况、呼吸（频率、幅度、节律是否均匀）、瞳孔大小、唾液分泌、大小便、肌张力及有无肌震颤等，分别记录之。

2. 将两兔分别固定于箱内，以蘸有二甲苯或酒精的棉球涂擦耳壳，使血管扩张，当充血明显时，用刀片切割耳静脉（切口不要过大、过深）。让血液自然流出，滴入预先置有少量草酸钾结晶的试管内，立即摇匀，供测定血液胆碱酯酶活力之用。如取血后切口流血不止，可用干棉花按压，再夹上木夹止血。

3. 两兔同样给予有机磷农药。如用E605，可按150mg/kg（47%的溶液0.32ml/kg）的剂量，用带有小鼠灌胃针头的注射器吸取后，从嘴角滴入家兔口腔。如用敌百虫，则按100mg/kg（5%溶液2.0ml/kg）的剂量，由另一侧耳静脉注入。密切注意给药后家兔各项生理指标的变化，加以记录。中毒症状明显后，再按上法取血，留供胆碱酯酶活力测定。

4. 立即给甲兔静脉注射硫酸阿托品2.0mg/kg（0.2%溶液1.0ml/kg），给乙兔静脉注射碘解磷定50mg/kg（2.5%溶液2.0ml/kg），然后每隔5分钟，再检查各项生理指标一次，观察两兔的情况有无好转，特别注意甲兔和乙兔的区别。中毒症状明显减轻后，再次由两兔的静脉取血，测定血液胆碱酯酶活力。

【注意事项】

1. E605为剧毒药，且可从皮肤吸收。如与手接触，应立即用肥皂清洗。

2. 给家兔口服E605或静注敌百虫后，如经15分钟尚未出现中毒症状，可追加1/3量。

3. 本实验系为分析阿托品和解磷定的解毒机制而设计。在临床实际应用中，需将阿托品与碘解磷定配合应用，才能获得最好的解毒效果。为了节约动物，在实验结束时也应给甲、乙两兔分别补注解磷定与阿托品。

4. 敌百虫的精制，可利用其在沸水中溶解度增加，冷却后可结晶析出的性能来进行。取粗制敌百虫溶解于沸水中，保温过滤。将滤液放冷，滤取结晶，干燥后即得。

【实验结果】

将实验结果填入表 2-6-1。

表 2-6-1　实验结果

兔号	体重	观察阶段	活动情况	呼吸情况	瞳液大小	唾液分泌	大小便次数及性状	肌张力及震颤	血液胆碱酯酶活力
甲		给药前							
		给 E605 或敌百虫后							
		给阿托品后							
乙		给药前							
		给 E605 或敌百虫后							
		给碘解磷定后							

【讨论题】

1. 试根据本次实验结果，分析有机磷农药的中毒机制及阿托品和解磷定的解毒原理。

2. 将本实验方法用于有机磷解毒剂的筛选时，最好选用哪些指标？

附：全血胆碱酯酶活力的比色测定法

【实验原理】

血液胆碱酯酶催化乙酰胆碱的水解。在一定条件下，水解的乙酰胆碱量与酶的活力呈正比。故加入一定量的乙酰胆碱，经血液中的胆碱酯酶作用后，测定剩余乙酰胆碱之量，便可得知已水解的乙酰胆碱量，从而测出胆碱酯酶的活力。

剩余乙酰胆碱量之测定，系利用乙酰胆碱与羟胺生成异羟肟酸，后者在酸性条件下又与 Fe^{3+} 作用，生成红棕色的异羟肟酸铁络合物。

【实验材料】

器械：试管、试管架、吸管、恒温水浴、光电比色计、漏斗、滤纸。

药品与试剂的配制：

2/15M 磷酸氢二钠溶液：称取 $Na_2HPO_4 \cdot 12H_2O$ 23.87g，用蒸馏水溶解，定容至 500ml。

2/15M 磷酸二氢钾溶液：称取 KH_2PO_4 9.08g，用蒸馏水溶解，定容至 500ml。

pH 7.2 磷酸盐缓冲液:取 2/15M 磷酸氢二钠溶液 72ml,与 2/15M 磷酸二氢钾溶液 28ml 混合即成。

0.001M pH 4.5 醋酸盐缓冲液:先由每升含冰醋酸 5.78ml 之水溶液 28ml 和每升含醋酸钠(不含结晶水)8.20g 之水溶液 22ml 混合,成为 0.1M pH 4.5 醋酸盐缓冲液,再用蒸馏水稀释 100 倍。

0.07M 乙酰胆碱底物储存液:快速称取氯乙酰胆碱 0.12g(或溴乙酰胆碱 0.158g),溶于 0.001M pH 4.5 醋酸盐缓冲液 10ml 中。在冰箱中可保存 4 周。

0.007M 乙酰胆碱底物应用液:临用前取 0.07M 乙酰胆碱底物储存液,用 pH 7.2 磷酸盐缓冲液稀释 10 倍。

碱性羟胺溶液:临用前取等量 14% 氢氧化钠溶液和 14% 盐酸羟胺溶液,混合即成。

4M 盐酸溶液:取比重 1.19 的盐酸 1 容积,加蒸馏水 2 容积,混合即成。

10% 三氯化铁溶液:称取 $FeCl_3 \cdot 6H_2O$ 10g,用 0.1M 盐酸溶解,使成 100ml。

【实验步骤】

按表 2-6-2 操作。每加一种试剂后均须充分摇匀,保温时间须严格控制。

表 2-6-2 操作实验

步骤	加入量(ml)		
	标准管	测定量	空白管
1. pH 7.2 磷酸盐缓冲液	1.0	1.0	1.0
2. 全血(混匀后)	0.1	0.1	0.1
3.	37℃水浴预热 3 分钟		
4. 乙酰胆碱底物应用液		1.0	
5.	37℃水浴保温 20 分钟		
6. 碱性羟胺溶液	4.0	4.0	4.0
7. 乙酰胆碱底物应用液	1.0		
8. 室温静置 2 分钟			
9. 4 M 盐酸溶液	2.0	2.0	2.0
10. 10% 三氧化铁溶液	2.0	2.0	2.0
11. 乙酰胆碱底物应用液			1.0
12. 用滤纸过滤,于 15 分钟内用光电比色计比色,选用 525nm(绿色)滤光板,以蒸馏水校正吸收度到零点,读取各管吸收度			

【计算】

胆碱酯酶的活性按下列公式计算:

$$\text{胆碱酯酶活力(u/ml)}=\frac{(\text{标准管吸收度}-\text{空白管吸收度})-(\text{测定管吸收度}-\text{空白管吸收度})}{\text{标准管吸收度}-\text{空白管吸收度}}\times 70$$

注：通常以1ml血液在规定条件下分解1μmol乙酰胆碱酯酶活力单位。计算式中的“70”是由于每管中加有7μmol乙酰胆碱、0.1ml血液，即：7×1.0/0.1=70。

（毛新民）

实验七 传出神经系统药物对动物血压的影响

【实验目的】

观察拟肾上腺素药对家兔血压的作用，以及α和β受体阻断药对其作用的影响。

【实验材料】

动物：家兔。

仪器：BL-420微机型生物机能实验系统、兔解剖台、动脉夹、动脉套管、气管套管、手术刀、眼科剪、止血钳、1ml和5ml注射器、婴儿称。

药品：20%乌拉坦溶液、肾上腺素、多巴胺、去甲肾上腺素、酚妥拉明、异丙肾上腺素、普萘洛尔（心得安）、肝素。

【实验方法】

1. 进入计算机BL-420微机型生物机能实验系统，进入实验项目，循环实验，选择对兔动脉血压的影响。

2. 取家兔1只，称重，以20%乌拉坦溶液按5ml/kg静脉麻醉，待麻醉后，将家兔仰卧固定于手术台上，剪去颈部之毛，于颈部正中纵向剖开皮肤肌肉，分离出气管，插入一“Y”型气管插管。分离出颈动脉（交感、迷走神经干，靠近颈动脉，应尽量分离），在颈动脉远心端用线结扎之，近心端用动脉夹夹住（注意夹牢），两端之间有2cm距离，然后在靠近扎线处，用眼科剪剪一“V”形切口，朝向心方向插入已充满肝素的动脉套管，用线结扎固定，动脉套管接血压感受器连于计算机。准备完毕后打开动脉夹，描记正常血压曲线，记录血压，随即按下列顺序，沿耳缘静脉注射给药，观察血压曲线的变化：

1. 观察拟肾上腺素药的作用

（1）肾上腺素10μg/kg。

(2) 去甲肾上腺素 10μg/kg。

(3) 多巴胺:①200μg/kg;②2mg/kg。

2. 观察应用 α 受体阻断药后,对上述药物作用的影响

酚妥拉明 1mg/kg,待 5 分钟后再给下列药物:

(1) 去甲肾上腺素 10μg/kg。

(2) 多巴胺 2mg/kg。

(3) 异丙肾上腺素 2.5μg/kg。

3. 观察应用 β 受体阻断药后,对上述药物作用的影响

(1) 普萘洛尔 0.5mg/kg。

(2) 异丙肾上腺素 2.5μg/kg。

(3) 肾上腺素 10μg/kg。

【实验结果】

记录血压变化结果,并打印。

【思考题】

1. 去甲肾上腺素、肾上腺素、异丙肾上腺素对家兔血压有何作用,为什么?

2. 用酚妥拉明后,肾上腺素的作用发生了什么变化,如何解释?还有什么药有类似的作用?

3. 普萘洛尔对异丙肾上腺素的作用有何影响,为什么?

(郭利娅·伊明)

实验八 传出神经系统药对离体心脏的作用

【实验目的】

心脏的正常节律性活动在适宜的理化环境里才能维持,也受自主神经的双重支配。当交感神经兴奋,其末梢释放去甲肾上腺素使心肌收缩力增强,传导增快,心率加快;而迷走神经兴奋时,其末梢释放乙酰胆碱,使心肌收缩力减弱,传导减慢,心率减慢。本实验内容就是通过观察这类药物对心脏的作用。

【实验材料】

动物:家兔或豚鼠。

器材：离体心脏恒压灌流装置一套、蛙心夹、木槌、手术刀、剪刀、解剖镊子、温度计、注射器(2ml)、BL-420 微机型生物机能实验系统、超级恒温水浴器、张力换能器、培养皿、氧气瓶、换药瓶、方盘、缝线。

药品：乐氏液、肾上腺素、去甲肾上腺素、异丙肾上腺素、多巴胺、去氧肾上腺素(新福林)、普萘洛尔。

【实验方法】

1. 先做好准备工作，在灌流装置的水浴器皿内加入 38 ~ 40℃ 的热水，用超级恒温水，使水温维持于 36 ~ 37℃之间，然后将全部夹子夹紧，在准备放乐氏液的大瓶内注入乐氏液，用力塞紧顶塞，此时稍稍打开进气夹，使氧气通入充气管(充入的氧气量不宜过多，气泡一个接一个的上升即可)待气压升至 30 ~ 40mmHg 时，打开出水夹，用手指堵住灌注离体心脏的动脉套管口，并打开连于检压计的橡皮管上的夹子，以便排出蛇形管和检压计中的空气，然后再关住水夹，待到气压回升至 40mmHg 是(以后就维持在这个水平)就关住进气夹。准备进行实验。

2. 取豚鼠或家兔一只，用木槌猛击其后脑部，击晕后，断颈放血立即剖开胸腔，小心剪开心包膜，轻拿住心脏，剪断上下腔静脉、肺动脉及主动脉(主动脉要留得长些，约 0.7 ~ 1.0cm)，取出心脏后，立即用线将主动脉结扎在灌流装置的动脉套管上，迅速打开出水夹及进气夹，将心脏内的血液冲洗出去，然后用系着丝线的蛙心夹夹住心尖，将线通过两个滑轮，连于张力换能器拉簧上稳定 10 分钟。张力换能器连于 BL-420 微机型生物机能实验系统。

3. 运行并调节 BL-420 微机型生物机能实验系统：依次打开打印机、显示器、主机的电源开关，启动 Biolap98 生物信号处理软件。在"实验项目"菜单中选择"循环实验"菜单项，以弹出"循环实验"子菜单。在"循环实验"子菜单中选择"蛙心灌流"实验模块。根据信号窗口中显示的心肌收缩波形，再适当调节心脏的实验参数，以获取最佳的实验效果。待描记一段正常曲线后，记录正常心跳(次/分)，再从动脉套管的侧孔内注入以下药品：

(1) 肾上腺素 1μg。

(2) 去甲肾上腺素 1μg。

(3) 多巴胺 10μg。

(4) 异丙肾上腺素 1μg。

(5) 普萘洛尔 100μg。

(6) 异丙肾上腺素 1μg。

(7) 毒毛花苷(哇巴因)。

【实验结果】

将记录曲线分析，主要观察心肌收缩力、心率的变化，各药间有何不同。

【讨论题】

拟肾上腺素药和强心苷对离体心脏的作用有什么不同？为什么？

（白　杰）

实验九　局部麻醉药的药效学研究

【实验目的】

1. 掌握常规药效学实验设计方法。
2. 掌握局部麻醉药物药效学指标的选择及测定方法。

【实验材料】

动物：家兔、豚鼠、蟾蜍。
器械：根据实验设计的要求配置。
药物：受试药及实验设计所需药品与试剂。

【实验方法】

介绍一些常规局部麻醉药物药效学实验方法供学生选择。

普鲁卡因和丁卡因表面麻醉作用的比较

【实验目的】

学习筛选表面麻醉用药的方法，了解普鲁卡因和丁卡因作用的区别。

【实验原理】

角膜为一单纯均一膜，其中有无髓鞘神经纤维而无其他感觉细胞及血管。对药物反应较恒定和持久。常用角膜反射指标测试局部麻醉药物的穿透性能、麻醉强度及作用持续时间。

【实验材料】

动物：家兔，体重 2.0 ~ 2.5kg，雌雄不限。

器械:家兔固定箱、剪刀、滴管。

药品:0.5% 盐酸普鲁卡因溶液、0.6% 盐酸丁卡因溶液。

【实验方法】

(1) 选用体重为 2kg 左右、眼部无疾患的健康家兔 1 只,放入固定箱内,剪去两眼睫毛。

(2) 将家兔的左眼下眼睑向下拉,使结膜囊成杯状,中指压住鼻泪管,用 1ml 注射器吸取用生理盐水配制的盐酸普鲁卡因溶液,滴入结膜囊内 0.25ml,使药物与角膜接触 1min,然后放手任其自溢,再用生理盐水冲洗 1 次。右眼滴入相同量的盐酸丁卡因溶液。

(3) 测试角膜反射:可用圆头玻璃棒压迫角膜使呈凹陷状,每次用力一致,引起眨眼反射。每次触 6 次,触及部位可按 1、2、3、4、2、5 的顺序(图 2-9-1),刺激各位点。全部阳性(6 次都不眨眼)时记 6/6,全部阴性(6 次都眨眼)时记 0/6,余类推。滴药后每隔 5 分钟测试角膜反射一次,到 30 分钟为止。

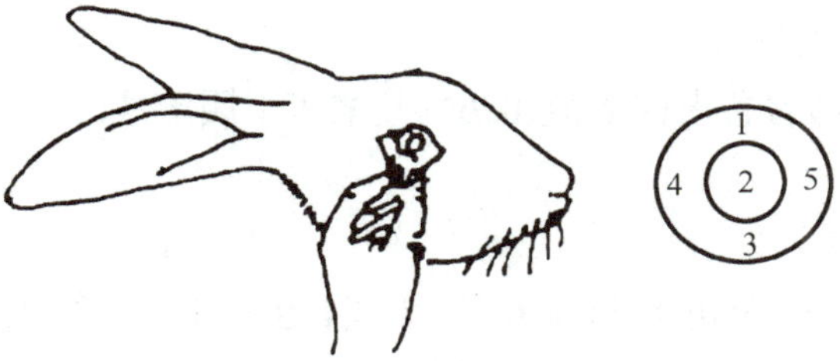

图 2-9-1　家兔眼睑给药方法与测试角膜反射时的刺激点

【结果处理】

将两眼的角膜反射的记分按各时间的情况填如表 2-9-1。

表 2-9-1　普鲁卡因和丁卡因表面麻醉作用的比较

兔眼	滴入药物	滴药前角膜反射	滴药后角膜					
			5 分钟	10 分钟	15 分钟	20 分钟	25 分钟	30 分钟
左	0.5% 盐酸普鲁卡因							
右	0.6% 盐酸丁卡因							

【注意事项】

1. 兔眼睫毛应事先剪断,否则测试时即使角膜已被麻醉,触及睫毛,仍可引起眨眼反射。

2. 测试者的手和玻璃棒应自眼侧接近角膜,以免家兔见到手而引起眨眼反射。

3. 滴药时必须压住鼻泪管。以免药液流入鼻腔,经鼻黏膜吸收而致中毒,并影响试验结果。

【方法评价】

研究局部麻醉药作用的指标常有:局部麻醉作用强度(最小有效浓度表示),药物弥散进入神经纤维的效力和对黏膜表面的穿透力(以作用开始时间和黏膜麻醉效力表示),麻醉作用过程(以麻醉出现时间及持续时间表示)。本方法以角膜反射位指标,可测定局部麻醉效价,起效时间及作用持续时间,并可以不同药物浓度下角膜反射消失时间建立量-效曲线。

普鲁卡因和丁卡因浸润麻醉作用的比较

【实验材料】

动物:豚鼠。

器械:5 号注射器针头。

药品:0.5% 盐酸普鲁卡因溶液、0.6% 盐酸丁卡因溶液。

【实验方法】

1. 选体重为 300~350g 的豚鼠 6 只,于实验前一日,剔净每只豚鼠背部正中线上,前后各一处,直径为 4~5cm 大小皮区上的毛两块。

2. 豚鼠背上皮肤各处的敏感性不同,正中线皮肤最敏感,且前部皮肤比后部皮肤敏感。因此 6 只豚鼠,如用于测试两种药液比较其作用强度时,可将之分成两组,每组 3 只。甲药用于甲组豚鼠背前部和乙组豚鼠背后部皮肤,乙药用于甲组豚鼠背后部和乙组豚鼠背前部皮肤。

3. 选用小号针头,注射药液。先刺穿皮肤,再将针尖退后至皮肤中层,再斜插入皮内。注入药液 0.1~0.25ml。如此操作可使拔针后、药液不致漏出。所形成的丘疹,用墨水圈记其大小。

4. 注药后可用针刺,测试丘疹部皮肤的感觉,每次均用丘疹外正常皮肤作对照,可每 5 分钟测试一次,历时 30 分钟,共 6 次,每次针刺 6 下,针刺部位为丘疹的上、中、下、左、中、右,两刺间时距为 3~5 秒,记录无反应的总次数。

5. 将每种药物共 6 丘疹(前 3、后 3)测试的无反应数,算出每一丘疹平均值。如系测试一药的两种浓度,则可以药物浓度的对数做横坐标,平均无反应数做纵坐标,连接两坐标点,可成一直线。如进行另一种药物的两种浓度测定连接两点成另一直线。可比较两直线的斜率,以推知两药作用性质,是否相似。也可算出两药的相对作用强度。

【注意事项】

1. 因体重或年龄较大时,对药物的个体差异较大,故宜选用 300 ~ 350g 的成年豚鼠。

2. 豚鼠背部各处皮肤的敏感性不同,因此选择给药部位时,应注意排除这种差异。

3. 较大豚鼠的背部皮肤上,可安排前、后、左、右 4 个丘疹点。左、右两个丘疹点在距正中线同距离的左、右两处。

4. 刺激亦可用电子刺激器进行。

药物的传导麻醉作用研究

【实验材料】

动物:蟾蜍。

器械:粗剪刀、直剪刀、眼科剪刀、大镊子、小镊子、蛙刺激针、玻璃分针、蛙板、神经标本屏蔽盒,BL-420 微机型生物机能实验系统。

药品:受试药、任氏液。

【实验方法】

1. 制备坐骨神经标本:用蛙刺激针从枕大空向前刺入颅腔捣毁脑髓,然后向后刺入脊椎管中捣毁脊髓。用粗剪刀在骶髂关节水平以上 0. 5 ~ 1cm 处剪断脊柱,然后用粗剪刀剪除一切内脏和头部,剥离坐骨神经(图 2-9-2)。

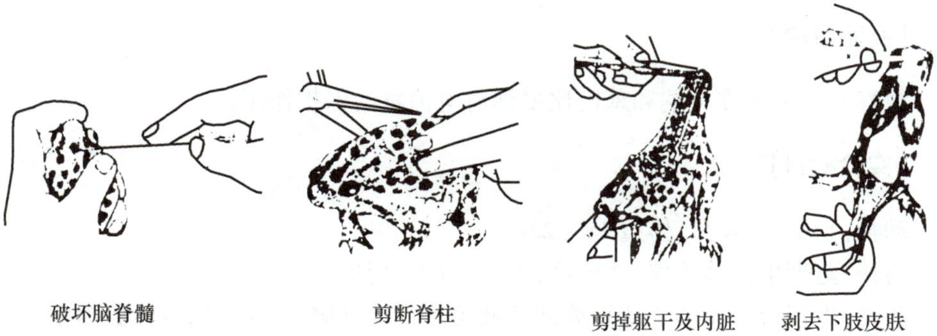

图 2-9-2　制备坐骨神经标本

2. 将坐骨神经浸入盛有蛙任氏液的小浴池内,神经的粗端放在刺激电极的正极上,远中端放在记录电极上,并与 BL-420 微机型生物机能实验系统相连,以记录神经的动作电位。

3. 运行并调节 BL-420 微机型生物机能实验系统：依次打开打印机、显示器、主机的电源开关，启动 Biolap98 生物信号处理软件。在“实验项目”菜单中选择“肌肉神经实验”菜单项目，以弹出“肌肉神经实验”子菜单。在“肌肉神经实验”子菜单中选择“神经干动作电位的引导”实验模块。

4. 用电刺激器刺激神经，确定刺激阈。输出频率为 1Hz，单次刺激，调整输出电压(1.5 ~15mV)以能在显示器上观察一个适度的双向动作电位。

5. 将含局部麻醉药任氏液换入浴池，与神经接触 5 分钟后移去，使神经重新浸入林格液中。定时测定动作电位的振幅变化，仔细观察并记录振幅降低及其恢复过程。

6. 用不同浓度的受试药和标准药可获得不同的动作电位阻滞、恢复曲线，并可建立浓度-反应曲线。

【注意事项】

1. 神经标本要求剥离干净，但不能损伤神经主干，应用小剪刀小心减去神经分支和周围结缔组织，切忌撕扯。

2. 神经标本应与每一个电极密切接触，并保持湿润，但要用棉球吸掉过多的任氏液，防止电极间短路。

（郃利娅 · 伊明）

实验十 药物的抗电惊厥作用

【实验目的】

观察并比较苯妥英钠和苯巴比妥钠对电惊厥的保护作用。

【实验材料】

动物：小鼠 3 ~4 只，体重 18 ~22g。
器械：药理生理多用仪、注射器、天平、鼠笼、药棉。
药品：生理盐水、0.5% 苯妥英钠溶液、0.5% 苯巴比妥钠溶液、苦味酸溶液。

【实验方法】

1. 取小鼠 3 只，分别以甲，乙、丙编号，称重。

2. 将药理生理多用仪的刺激方式旋钮置于“单次”位置，“A”频率置于“8Hz”位置，后面板上的开关拨向“电惊厥”一边，电压调节旋钮置于 80V。由后面板两芯插座用导线引出交流电压，将输出线前端的两鳄鱼夹用生理盐水浸湿，一只夹在小鼠两耳间的皮肤上，另一只夹在下颌的皮肤上。

3. 接通多用仪的电源导线，打开电源开关，按下“启动”按钮，即可使小鼠产生典型的前肢屈曲，后腿伸直的强直惊厥（如未产生强直惊厥，可把电压提高到100V试之。再不出现时可将“频率”旋钮拨到“4Hz”试之。否则另换小鼠）。

4. 给出现典型强直惊厥的小鼠分别腹腔注射苯妥英钠0.75mg/10g（0.5%溶液，0.15ml/10g），苯巴比妥钠0.75mg/10g（0.5%溶液，0.15ml/10g），生理盐水0.15ml/10g。给药后40分钟，观察并比较各鼠的活动情况，再以各鼠的原惊厥阈值刺激电流给予刺激，观察并记录各鼠是否出现挣扎反应或强直惊厥。

【注意事项】

引起惊厥的刺激电流参数因动物的个体而异，须通过试验而测得，不宜一下子过大。

【实验结果】

将实验结果填入表2-10-1。

表2-10-1　实验结果

鼠号	体重(g)	药物及课剂量	活动情况		致惊阈值通电参数	通电后反应	
			用药前	用药后		用药前	用药后
1							
2							
3							

【讨论题】

试从用药后动物活动改变情况及电刺激后的反应，比较苯巴比妥钠和苯妥英钠作用的异同。

（武新华）

实验十一　氯丙嗪的安定作用

【实验目的】

观察氯丙嗪对小鼠激怒反应的影响。

【实验原理】

小鼠足部持续受到一定强度电刺激后可出现激怒行为,即逃避、吱吱叫、格斗、对峙、互咬,用抗精神病药后可抑制此种激怒状态。

【实验材料】

动物:雄性小鼠4只,体重20~24g,异笼喂养。
器械:药理生理多用仪附激怒刺激盒、注射器、针头、电子秤。
药品:0.08%盐酸氯丙嗪溶液、生理盐水。

【方法与步骤】

1. 连接刺激器,调节刺激参数:工作状态——激怒;刺激方式——连续;时间——1秒;频率——25~30Hz。把交流电压输出线插入后面板的"交流电压输出"插座中,另一端的两个鳄鱼夹分别夹在附件盒的红、黑接线柱上。

2. 选择激怒的小鼠:放2只雄性异笼小鼠于附件盒内。接通电源,调节交流电压输出强度,逐渐由小增大,直至小鼠出现激怒反应为止(激怒反应指标:两鼠竖立,对峙,互相撕咬)。如小鼠不互相撕咬,则弃去。选两对有明显激怒反应的小鼠,用万用表记录阈电压。

3. 一对腹腔注射0.08%盐酸氯丙嗪溶液8mg/kg(即0.2ml/10g),另一对腹腔注射生理盐水0.2ml/10g。

4. 给药后20分钟,分别再以给药前的阈值电压进行刺激,观察两对小鼠给药前后的反应差异。

【实验结果】

按表2-11-1记录实验结果。

表 2-11-1 氯丙嗪对小鼠激怒反应的影响

组别		激怒阈值电压(mV)	潜伏期(秒)
生理盐水组	给药前		
	给药后		
氯丙嗪组	给药前		
	给药后		

【注意事项】

1. 在3分钟内每对鼠典型格斗不少于3次者选做实验。给药后以原刺激参数刺激，典型格斗少于3次者称抑制。

2. 刺激盒应保持干燥，随时擦净小鼠尿液和粪便，以免引起短路，影响正常电压输出。

3. 出现典型格斗反应后应立即关闭电源，取出刺激盒中小鼠时应仔细检查有无电压输出，以免发生意外。

【方法评价】

由于抗精神病药作用于脑内多巴胺能系统，因此出现许多与多巴胺能系统有关的行为反应，如僵直症、抗呕吐反应、抗去吗啡等作用。这些反应虽然是抗精神病药的副作用或次要作用，但是许多实验证明它们与治疗作用有一定的平行关系。抗精神病药对实验性诱发激怒行为的作用具有重要的临床意义。

【思考题】

1. 试从上述结果讨论氯丙嗪安定作用的特点与用途。
2. 分析氯丙嗪的抗精神病作用特点与药理学基础。

（王　烨）

实验十二　尼可刹米对抗吗啡的呼吸抑制作用

【实验目的】

学习常用的呼吸活动记录法，观察尼可刹米对吗啡中毒时呼吸抑制的对抗作用。

【实验材料】

动物：家兔。

器械：BL-420微机型生物机能实验系统、兔固定箱、磅秤、兔鼻插管（以橡皮导尿管改制）、橡皮管、注射器。

药品：1.5%盐酸吗啡溶液、2.5%尼可刹米溶液、液状石蜡。

【实验方法】

1. 开启计算机，进入BL-420微机型生物机能实验系统，进入实验项目，循环实验，选择对兔动脉血压的影响。

2. 取家兔1只，称重，放置兔固定箱中。将连以橡皮管的鼻插管，涂上液状石蜡后插入家兔一侧鼻孔内，用胶布固定。使橡皮管的另一端与压力换能器相连，描记正常呼吸曲线一段，记录每分钟呼吸频率与幅度。自耳缘静脉缓慢注射盐酸吗啡 15mg/kg（1.5% 溶液 1ml/kg），连续记录呼吸曲线。出现明显的呼吸抑制时，立即缓慢静脉注射尼可刹米 50mg/kg（2.5% 溶液 2ml/kg），观察并记录呼吸幅度与频率的变化。

【注意事项】

1. 注射吗啡须缓慢，以便控制剂量到刚能引起间歇性的陈-施呼吸。
2. 注射尼可刹米的速度也宜稍慢，否则可致惊厥。

【实验结果】

将实验结果填入表 2-12-1。

表 2-12-1　实验结果

项　目	正常对照	注射盐酸吗啡后	注射尼可刹米后
呼吸曲线			
呼吸频率（次/分钟）			

【讨论题】

为什么尼可刹米较适用于吗啡急性中毒的解救？使用时应注意什么？

（骆　新）

实验十三　药物的镇痛作用

药物的镇痛作用——热板法

【实验目的】

了解用热板法筛选镇痛药并比较药物镇痛效价的方法。

【实验原理】

各种伤害如热刺激引起的疼痛性刺激通过感觉纤维传入脊髓，最后到达大脑皮层感觉区而引起疼痛。中枢性镇痛药（如吗啡等）和外周性镇痛药（如水杨酸等），通过痛感觉中枢整合作用以及抑制或减少痛觉的传入而达到镇痛作用。

【实验材料】

动物:小鼠 3 ~4 只,体重 18 ~22g,雌性。
器械:电热板、鼠笼、天平、注射器、针头、烧杯。
药品:0.1% 盐酸吗啡溶液、4% 水杨酸钠溶液,生理盐水。

【方法与步骤】

1. 动物选择　将热板温度调节至(55±0.5)℃,置小鼠于热板上,测定各小鼠的正常痛反应(舔后足或抬后足并回头)时间,共测 2 次,每次间隔 5 分钟,以平均值不超过 30 秒为合格,共选出 3 只小鼠。

2. 给药　给甲鼠腹腔注射 0.1% 盐酸吗啡 15mg/kg(即 15ml/kg);乙鼠腹腔注射 4% 水杨酸钠 600mg/kg(即 15ml/kg);丙鼠生理盐水 15ml/kg。

3. 给药后 15、30、45、60 分钟分别测定痛反应时间 1 次。如小鼠在热板上 60 秒无痛反应,按 60 秒计算。

4. 按下列公式计算痛阈提高百分率。

$$\text{痛阈提高百分率}=\frac{\text{用药后痛反应时间}-\text{用药前反应时间}}{\text{用药前痛反应时间}}\times 100\%$$

如用药后痛反应时间减去用药前痛反应时间为负数,则以零计算。

【实验结果】

实验结果见表 2-13-1。

表 2-13-1　吗啡和水杨酸钠的镇痛作用的比较

鼠号	体重(g)	药物与剂量(mg/kg)	痛反应潜伏期(秒)						
			给药前			给药后			
			1	2	平均	15 分钟	30 分钟	45 分钟	60 分钟
甲									
乙									
丙									

【注意事项】

1. 测定痛反应时一旦小鼠表现出典型痛反应即应移离热板,60 秒无痛反应也立即移离热板,以免造成烫伤。

2. 本实验不能使用雄性小鼠,因雄性小鼠受热后阴囊下坠,阴囊皮肤对痛敏感。

3. 室温对此实验有一定影响,以 15 ~20℃ 为宜。过低时小鼠反应迟钝,过高则过于敏感,易引起跳跃,均会影响结果的准确性。

4. 正常小鼠一般在放到受热平板上10~15秒内出现不安、举前肢、舔前足、踢后肢,跳跃等现象,但这些动作均不作为痛指标,只有舔后足才作为疼痛的指标。

【思考题】

根据吗啡和水杨酸钠的镇痛实验结果讨论两类镇痛药的作用和应用。

药物的镇痛作用——化学刺激法

【实验目的】

了解用腹腔注射刺激性物质,引起扭体反应来筛选镇痛药的方法。

【实验原理】

腹腔注射一些化学物质如醋酸等刺激腹膜引起深部的、大面积而较持久的疼痛刺激,致使小鼠产生扭体反应,表现为腹部内凹、躯干与后肢伸展、臀部高起。

【实验材料】

动物:小鼠3只,20~25g,雌雄兼用。
器械:天平、注射器、小鼠笼。
药品:0.1%盐酸吗啡溶液、4%水杨酸钠溶液、0.6%醋酸溶液、生理盐水。

【实验方法】

取小鼠3只,称重并编号。甲鼠皮下注射盐酸吗啡15mg/kg(0.15ml/10g),乙鼠灌胃水杨酸钠600mg/kg(0.15ml/10g),丙鼠皮下注射生理盐水15ml/kg。30分钟后,各鼠分别腹腔注射0.6%醋酸0.2ml,观察15分钟内发生扭体反应的小鼠数或各小鼠发生的扭体次数。汇集全实验室的结果,评价两药的镇痛作用。

【实验结果】

实验结果见表2-13-2。

表2-13-2 吗啡和水杨酸钠对小鼠腹腔注射醋酸引起疼痛的作用

组别	药物与剂量（mg/kg）	实验鼠数（只）	扭体反应鼠数（只）	扭体反应百分率（%）
甲				
乙				
丙				

【注意事项】

1. 醋酸亦需临时配制，以免挥发后浓度不准。

2. 室温最好恒定于 20℃，温度过低时小鼠扭体次数减少。小鼠体重过轻，扭体反应出现率亦低。

3. 结果可采用扭体或不扭体小鼠数统计，也可用小鼠扭体次数统计。

【讨论题】

1. 试讨论热板法和扭体法的区别。

2. 分析镇痛药、解热镇痛抗炎药的异同点。

（骆　新）

实验十四　药物对氯仿-肾上腺素引起的心律失常的作用

【实验目的】

了解抗心律失常药物的筛选方法，验证普萘洛尔的抗心律失常作用。

【实验原理】

肾上腺素通过兴奋 β 受体增加心率，提高心肌自律性和传导性。在氯仿增敏的基础上，肾上腺素能明显缩短心肌细胞的有效不应期，为冲动折返创造了条件。β 受体阻断药对此型心律失常有特异性对抗作用。

【实验材料】

动物：家兔（体重 2 ~ 3kg）。
器械：兔手术台、家兔麻醉口罩、头皮静脉针、2ml 注射器、脱脂棉。
药品：氯仿、0.01% 肾上腺素溶液、0.1% 普萘洛尔溶液、生理盐水。

【实验方法】

家兔称重后，清醒仰位固定于兔手术台上，连接 BL-420 微机型生物机能系统。随机分为对照组和实验组，分别经耳缘静脉注入生理盐水 0.5ml/kg 和 0.1% 普萘洛尔 0.5ml/kg。5 分钟后，将氯仿 3ml 注在约 2g 脱脂棉上，然后放入麻醉口罩中，给家兔吸入至角膜反射刚消失时，立即去掉麻醉口罩，迅速由耳缘静脉 0.01% 肾上腺素溶液0.5ml/kg。记录并监视心电图的变化情况。比较两组动物发生收律失常时间和心律失常持续时间有何不同。

【注意事项】

1. 注射肾上腺素时速度要快。心律失常持续时间较短,故需及时观察并精确计算其心律失常发生时间和持续时间。

2. 氯仿麻醉深度对实验结果影响很大,应力求深度一致。

【思考题】

为什么普萘洛尔能对抗氯仿-肾上腺素引起的心律失常?

(新华·那比)

实验十五　抗心绞痛药物实验

心绞痛是冠心病常见症状,由心肌急剧的暂时性缺血和缺氧所引起。研究抗心肌缺血药物的方法很多,一般造成心肌缺血病理模型,观察药物能否减少心肌耗氧和(或)增加心肌供血。较常用的实验方法有以下几种。

1. 耐缺氧实验　以小鼠生存时间为指标,观察常压或减压状态下,药物对正常动物(小鼠)心脏缺氧效应的影响。此法简单易行,但特异性较差,如药物能增加脑的耐缺氧能力,也会出现类似的实验结果。

2. 脑垂体后叶素急性心肌缺血实验　静脉注射垂体后叶素,引起兔、大鼠或豚鼠冠状血管痉挛,在心电图上出现ST段和T波的缺血性改变(ST段抬高、T波高耸等)。药物可通过增加冠脉血流量,降低心肌耗氧量来对抗垂体后叶素引起的心肌缺血。此法较简便,不需特殊设备,实验重复性好,广泛用于抗心绞痛药物的初筛。

3. 心肌营养性血流量测定　小鼠清醒状态下,尾静脉注射0.1ml ^{86}RbCl(脉冲数4000~20 000/分)。注射后30秒,取出心脏,计数心脏放射性,算出其放射性占注入总脉冲数的百分率,作为心肌摄取^{86}Rb的百分数,并用t检验比较组间差异是否显著。实验需用一些特殊药品及设备(^{86}RbCl药盒,r计数器等),用作学生实验困难较大。实验中应注意掌握小鼠体重(21~24g)、处死时间等条件,否则易影响结果。

4. 在位或离体心脏冠脉流量及心肌耗氧量测定　整体实验时用麻醉犬或猫,记录动脉血压,并用电磁流量计直接记录冠状动脉左旋支的血流量,并测定动脉和冠状窦血的氧含量。实验后用伊文思蓝染色测定灌流区心肌重量,计算每分钟每100g心肌冠脉流量及耗氧量。

5. 测定离体心脏冠脉流量可用豚鼠或大鼠心脏　按Langendorff法做心脏灌

流,记录冠脉流量、心收缩力及在缺氧条件下收缩时间(以无氧液灌流、记录心脏收缩力为原水平 1/4 所需时间)。比较给药前后以上指标的变化。此法较简便易行,但需结合缺氧耐受力测定,意义较大。

6. 结扎冠脉造成急性心肌梗死模型　结扎或阻断麻醉动物(猫、犬、兔、大鼠等)冠状动脉引起心肌缺血,观察药物对心外膜心电图 ST 段影响,并以硝基四氮唑蓝(N-BT)染色,测定心肌梗死范围。此法较简便,梗死形成快,缺血部位可以固定,比较常用。注意要严格选择冠脉解剖相似的动物,以免侧支、吻合支变异大时,梗死部位难以标准化。

抗心绞痛药的抗缺氧作用

【实验目的】

观察普萘洛尔和硝酸甘油对小鼠缺氧耐受力的影响;掌握抗心绞痛药物的初筛方法。

【实验原理】

心肌耗氧量大,较其他器官更易缺氧。普萘洛尔和硝酸甘油通过不同途径降低心肌耗氧量,增加小鼠对缺氧的耐受力。

【实验材料】

动物:小鼠。

器械:广口瓶(250ml)注射器、滤纸。

药品:凡士林(封口用)、0.005% 硝酸甘油溶液、0.1% 普萘洛尔溶液、生理盐水、0.1% 硫酸异丙肾上腺素溶液、钠石灰。

【实验方法】

将钠石灰 10～15g 放入广口瓶内,钠石灰上垫以滤纸,用以吸收尿液。取体重相近(同组内相差小于 2g),同性别的小鼠 3 只,分别标号并以下述方法用药:

鼠 1:腹腔注射 0.1% 普萘洛尔溶液　　0.2ml/10g

鼠 2:腹腔注射 0.005% 硝酸甘油溶液　　0.2ml/10g

鼠 3:腹腔注射生理盐水　　0.2ml/10g

观察 15 分钟后,将小鼠由皮下注射 0.1% 硫酸异丙肾上腺素溶液 0.5ml/只,再观察 15 分钟,放入广口瓶中,每瓶放 1 只小鼠,将盖盖紧,立即开动秒表,记录各鼠呼吸停止时间,最后将全组实验结果总和在一起,按下列公式进行数据处理,以判断实验动物在缺氧条件下,0.005% 硝酸甘油溶液、0.1% 普萘洛尔溶液是否有抗缺氧作用。

$$存活时间延长\% = \frac{给药组平均存活时间-对照组平均存活时间}{对照组平均存活时间}\times 100\%$$

【注意事项】

1. 广口瓶必须等容量，并配有磨口塞。
2. 瓶塞必须涂凡士林，以便密封。
3. 同一组内小鼠需同性别。

【思考题】

结合实验结果讨论普萘洛尔和硝酸甘油抗心肌缺氧作用的机制及特点。

（邬利娅·伊明）

实验十六　药物对离体家兔（或豚鼠）心脏冠状动脉流量的影响

【实验目的】

学习离体心脏冠状动脉灌注实验的方法，观察几种药物对兔（或豚鼠）心脏冠状动脉流量及收缩力的影响。

【实验材料】

动物：家兔（或豚鼠）。

器械：灌流瓶、恒压管、电热恒温水浴、蛇形玻璃管、心脏保温套管、主动脉插管、温度计、描记杠杆、供氧装置、手术器械1套、培养皿、漏斗、量筒、小烧杯、注射器、秒表、BL-420微机型生物机能实验系统。

药品：10^{-5}盐酸肾上腺素溶液、10^{-5}硫酸异丙肾上腺素溶液、0.1U/ml脑垂体后叶素溶液、0.1%延痛心（乙胺香豆素）溶液、1%亚硝酸钠溶液、任氏液。

【实验方法】

1. 调节恒温装置　在恒温水浴槽中加水，调节水温使之恒定在(37±1)℃。浴槽中蛇形管的下端与主动脉插管相通（在胶管处备一弹簧夹），上端与稳压管连接。稳压管的另一端则与盛有任氏液的灌注瓶连通。调节稳压管的高度，使管内液面高出主动脉根部50cm左右。在全部管道内充满任氏液，排出气泡，先用弹簧夹夹住。按40～60个气泡/分钟的速度通氧。

2. 离体心脏制备 取家兔(或豚鼠)1只,用木棒击其后脑致死。剪开胸壁,暴露心脏,剪破心包,轻轻提起心脏,保护好心房,用弯剪剪断与心脏连接的血管,取出心脏。立即将心脏放入4℃任氏液中,轻轻挤压心脏,排出余血。找出主动脉残端,套在主动脉插管上,结扎固定。打开弹夹,使任氏液由冠脉流经心肌而入右心房,从腔静脉、肺动脉的断端流出,用蛙心夹夹住心尖部,连接描记杠杆。

3. 运行并调节BL-420微机型生物机能实验系统 依次打开打印机、显示器、主机的电源开关,启动Biolap98生物信号处理软件。在“实验项目”菜单中选择“循环实验”菜单项,以弹出“循环实验”子菜单。在“循环实验”子菜单中选择“蛙心灌流”实验模块,描记心缩曲线。

4. 冠脉流量的测定 在心脏下置一漏斗,下接量筒,以测定冠脉流量离体哺乳类心脏的灌流装置使心脏适应约10分钟后,测量连续3分钟的每分钟流量。若数值相近,以其平均值作为给药前的正常流速。此值以5～10ml/分钟为宜。可根据心脏大小,适当调节灌流压而加以控制。

5. 观察药物的作用 测定正常流量后,从心脏插管的侧支依次注入下述各药,测定注药后5～10分钟内的每分钟流量(根据药物作用维持时间的久暂而定),找出其极值,算出给药后流量的最大增减值。每给一药物,需待其恢复至正常流量后,才可给予第二种药物。

(1) 10^{-5} 盐酸肾上腺素溶液0.2ml。

(2) 10^{-5} 硫酸异丙肾上腺素溶液0.2ml。

(3) 0.1U/ml脑垂体后叶素溶液0.3ml。

(4) 1%亚硝酸钠0.3ml。

(5) 0.1%延痛心溶液0.3ml。

【注意事项】

1. 任氏液必须用新鲜蒸馏水配制。

2. 制备离体心脏时不要伤及窦房结,操作要迅速。主动脉插管不宜过深,以免堵住冠脉口。

3. 据近年研究,认为如单纯以冠脉流量作为评价抗心绞痛药物的指标,易致错误结论。如能同时测定灌注液与流出液中氧分压之差,以考察药物能否降低心肌的耗氧量,则更有意义。

【实验结果】

将实验结果填入表2-16-1。

表 2-16-1 实验结果

给药次序	药物及注入量	心脏收缩力变化	冠状动脉流量(ml)											冠状动脉血流量增减百分率
			给药前				给药后							
			1	2	3	均值	1	2	3	4	5	…	均值	
1														
2														
3														
4														
5														

$$\text{流量增减百分率}=\frac{\text{给药后极大值}-\text{给药前均值}}{\text{给药前均值}}\times 100$$

流量增加 30% 以上时可认为有明显的扩张冠状动脉作用。

（依巴代提·吐乎提）

实验十七 理化因素及药物对离体心脏的影响

【实验目的】

1. 观察 K^+、Na^+、Ca^+ 三种离子，酸碱度，温度对心脏活动的影响，理解心脏的正常活动需要一个适当的理化环境。

2. 通过递质、受体激动剂和拮抗剂对心脏活动的影响，了解受体的概念和加深对受体激动剂和拮抗剂的理解。

3. 学习斯氏(Straub)离体蛙心灌流法。

【实验原理】

心脏的正常节律性活动必须在适宜的理化环境里才能维持，一旦适宜的环境被干扰或破坏，心脏活动就会受到影响。心脏受自主神经的双重支配。交感神经兴奋时，其末梢释放去甲肾上腺素使心肌收缩力增强，传导增快，心率加快；而迷走神经兴奋时，其末梢释放乙酰胆碱，使心肌收缩力减弱，心率减慢。

心脏离体后，用理化特性近似于其血浆的任氏液灌流，在一定时间内，可保持节律性。收缩和舒张。改变灌流液的理化特性或成分，则可引起心脏活动的改变。

【实验材料】

动物：蟾蜍。

器械：蛙类手术器械、玻璃蛙心插管、铁支架、蛙心夹、张力换能器、BL-420 微机型生物机能实验系统。

药品：任氏液、肝素化任氏液、0. 65% 氯化钠溶液、3% 氯化钙溶液、1% 氯化钾溶液、1 ∶10 000 肾上腺素溶液、1 ∶100 000 乙酰胆碱溶液、去氧肾上腺素、异丙肾上腺素、普萘洛尔、阿托品。

【实验步骤】

1. 离体蛙心制备

(1) 取蟾蜍 1 只，破坏脑和脊髓后，使其仰卧固定在蛙板上，用粗剪刀打开腹腔，沿剑突向上剪断胸骨，充分暴露心脏，用眼科镊提起心包膜，游离心包膜。

(2) 在主动脉干下方引 2 根线。1 根在左主动脉上端结扎做插管时牵引用，另一根则在动脉圆锥上方，系一松结用于结扎固定蛙心插管。

(3) 左手持左主动脉上方的结扎线，用眼科剪在松结上方左主动脉根部剪一小斜口，右手将盛有少许任氏液的大小适宜的蛙心插管由此剪口处插入动脉圆锥。当插管头到达动脉圆锥时，再将插管稍稍后退，并转向心室中央上方，在心室收缩期插入心室。判断插管是否进入心室，可根据插管内的任氏液的液面是否能随心室的舒缩而上下波动。如心插管已进入心室，则将预先准备好的松结扎紧，并固定在蛙心插管的侧钩上，以免蛙心插管脱落，滑出心室。剪断主动脉左右分支(图 2-17-1)。

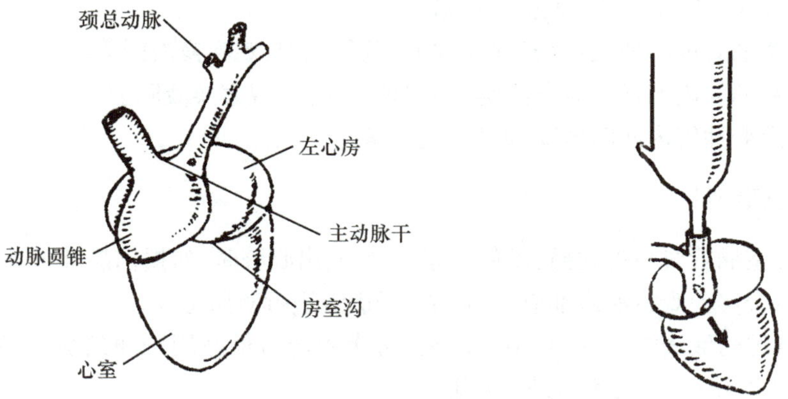

图 2-17-1 蛙心插管法

(4) 轻轻提起蛙心插管以抬高心脏，用 1 根丝线在静脉窦与腔静脉交界处做结扎，结扎线应尽量下压，以免伤及静脉窦，在结扎线外侧剪断所有组织，将蛙心游离出来。

(5) 用肝素化任氏液反复换洗心室内液体，直至心室内残留血液洗净为止。此时离体蛙心已制备成功，可供实验。

2. 仪器装置固定在铁支架上，用蛙心夹在心室舒张期夹住心尖，并将蛙心的线头通过定滑轮连至张力换能器的应变梁上（此线应有一定松紧度），将换能器连至放大器通道Ⅰ。

3. 启动 BL-420 微机型机能实验系统

(1) 在"实验项目"菜单中选择"循环实验"菜单项,以弹出"循环实验"子菜单。

(2) 在"循环实验"子菜单中选择"蛙心灌流"实验模块。

(3) 根据信号窗口中显示的心肌收缩波形,再适当调节心脏插管的位置或实验参数,以获取最佳的实验效果。

(4) 描记正常心搏曲线。

4. 将插管内任氏液全部吸出,换 0.65% 氯化钠溶液,描记心搏曲线,当曲线出现变化后即换新鲜任氏液使其恢复。

5. 加入 3% 氯化钙溶液 1 ~2 滴,观察、换液同前。

6. 加入 1% 氯化钾溶液 1 ~2 滴,观察、换液同前。

7. 加入 1 ∶10 000 肾上腺素溶液 1 ~2 滴,观察、换液同前。

8. 加入 1 ∶100 000 乙酰胆碱溶液 1 ~2 滴,当曲线出现变化后加入阿托品,再次观察曲线变化,然后换液同前。

9. 加入去氧肾上腺素。

10. 加入异丙肾上腺素,当曲线出现变化后加入普萘洛尔,再次观察曲线变化,然后换液同前。

11. 加入 3% 乳酸溶液 1 ~2 滴,观察心搏变化,然后加入 2.5% 碳酸氢钠溶液 1 ~2 滴,观察其恢复过程,然后换液。

12. 将插管内的任氏液全部换成 40℃ 的任氏液,观察换液同前。

13. 将插管内的任氏液全部换上 4℃ 的任氏液,观察换液同前。

14. 改变插管内液面高度,观察记录同前。

【注意事项】

1. 心室插管时不可硬插,以免戳穿心壁;摘出心脏时,勿损伤静脉窦。

2. 每个实验观察前后都应用"清洁"任氏液进行对照记录。

3. 各种药液滴管要专用,不可混淆,每次滴药后最好用洗净的玻璃棒搅动几下,以免药液浮在上层,不易进入心脏。

4. 每次溶液的量不可过多,以刚能引起效应为度。

5. 除最后一项外,都要求插管内的液面保持相同的高度。

【思考题】

1. 试述 K^+、Na^+、Ca^+ 三种离子对心脏活动的影响。

2. 拟肾上腺素药和抗肾上腺素药对离体心脏的影响。

(李琳琳)

实验十八 利尿药和脱水药对家兔尿量的影响

【实验目的】

了解急性利尿实验方法,观察高渗葡萄糖注射液和呋塞米(速尿)对不麻醉兔的利尿作用。

【实验材料】

动物:家兔(雄性,2kg 以上)2 只。
器械:兔手术台、10 号导尿管、量筒、烧杯、兔灌胃器、注射器。
药品:1% 呋塞米(或 2% 利尿酸钠)溶液、50% 葡萄糖注射液、生理盐水、液状石蜡。

【实验方法】

取雄兔 2 只,称重,分别用胃管灌入温水 40ml/kg。30 分钟后,背位固定于手术台上。向尿道口滴入 2 滴 1% 盐酸利多卡因溶液,将 10 号导尿管尖端用液状石蜡润滑后自尿道轻而慢地插入,导尿管通过膀胱括约肌进入膀胱后,即有尿液滴出,再插入 1 ~ 2cm(共插入约 8 ~ 12cm),用胶布将导尿管与兔体固定。将最初 5 分钟内滴出的尿液弃去不计。滴速稳定后,在导尿管下接一量筒,收集 20 分钟内滴出的尿液,计其毫升数,作为给药前的对照值。然后分别给两兔给药,并测定给药后 20 分钟内的尿量。

甲兔耳缘静脉注射 50% 葡萄糖注射液 2ml/kg。

乙兔耳缘静脉注射 1% 呋塞米 2mg/kg 或布美他尼 6mg/kg,比较两兔给药前后排出尿量的变化。

【注意事项】

为避免导尿不畅,可以导尿管的尖端两侧各剪一小孔。导尿管的插入的深度也应适当。

【报告要点】

报告要点包括实验动物的种类、性别、体重、预先给水负荷经过、收集尿液的方法、各只动物所给药物及剂量、给并前后排出尿量的变化。

【讨论题】

利尿药及脱水药的定义各是什么?在本实验中能否看出两者的区别?如不能还应补充什么实验?

(新华 · 那比)

实验十九 药物对实验性胃溃疡的防治作用

【实验目的】

学习结扎大鼠的幽门以诱发胃溃疡的方法，观察几种药物对实验性胃溃疡的防治作用。

【实验原理】

将大鼠胃幽门结扎以后，胃液在胃内停滞，对胃壁产生消化作用，可以造成溃疡。此法于1945年由Shay等首先报道，以后被广泛用于抗溃疡药物的筛选。

【实验材料】

动物：大鼠，体重200～250g。

器械：铁丝鼠笼、大鼠手术板、手术刀、手术剪、镊子、外科缝针、丝线粗棉线、纱布、大鼠灌胃器、注射器。

药品：2%碘酊、75%酒精、乙醚、氢氧化铝凝胶[1%，按$Al_2(OH)_3$计算]2%西咪替丁溶液、1%甲醛溶液、生理盐水。

【实验方法】

1. 选用体重200～250g的大鼠6只，不拘雌雄，禁食(不禁水)24小时，然后进行手术。

2. 用乙醚浅麻醉，将动物固定于手术板上，剃去腹部的毛，用2%碘酊及75%酒精消毒皮。再自剑突下切开腹壁，用带扁平头的镊子将肝脏内侧的胃引出腹腔，寻找幽门和十二指肠的结合部，用在75%酒精中浸泡过的粗棉线在幽门和十二指肠的交接处结扎，将胃放回原位，缝合腹壁，将大鼠放在笼内，禁食禁水，直至最后解剖。

3. 将做完手术的大鼠分为三组，每组2只，分别给药。甲组大鼠灌胃氢氧化铝凝胶5ml/只。乙组大鼠皮下注射西咪替丁6mg/100g(2%溶液，0.3ml/100g)。丙组大鼠灌胃生理盐水5ml/只。

4. 手术后18小时，将全部大鼠麻醉处死，剪开腹壁缝线，取出胃，用抽有10～15ml生理盐水的注射器从幽门插入胃内，进行冲洗。向胃内注入1%甲醛溶液10ml，并将胃浸入1%甲醛溶液中固定。20分钟后沿大弯将胃剪开，用自来水冲洗后用放大镜检查胃壁黏膜，计数溃疡点的数目。

【注意事项】

1. 手术前的绝对饥饿是造成溃疡的必要条件。应将大鼠关在架空的铁丝笼中,以防其吃食粪粒与铺垫物。

2. 结扎幽门时不得将胃十二指肠动脉扎死,以免妨碍胃部的血液循环。

3. 用镊子翻动、夹取胃部时,动作要轻微,以免器官组织受损。

【实验结果】

将实验结果填入表 2-19-1。

表 2-19-1　实验结果

鼠号	药物及剂量	胃黏膜所见	溃疡点数目

【讨论题】

从本次实验所见,讨论胃溃疡的成因及氢氧化铝凝胶、西咪替丁对溃疡病的防治作用。

(玛依努尔·吐尔逊)

实验二十　用氨水喷雾法观察药物对小鼠的镇咳作用

【实验目的】

学习以氨水喷雾引咳法,观察可待因等药物对小鼠的镇咳作用。

【实验材料】

动物:小鼠 2 只。

器械:玻璃喷雾瓶、空气压缩泵、水银检压计、玻璃三通管停表、注射器、带塞玻璃钟罩 1 只。

药品:0.2% 磷酸可待因溶液、生理盐水、浓氨水(25%～27% 氢氧化铵溶液)。

【实验方法】

1. 取 22g 左右的小鼠 2 只,称重,观察呼吸和正常活动情况后,鼠腹腔注射磷

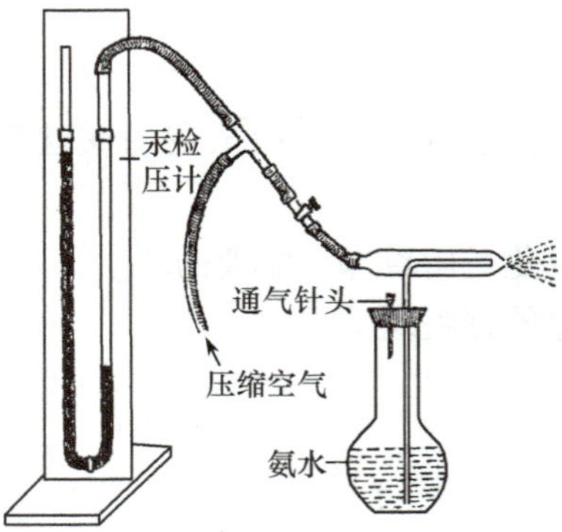

图 2-20-1 氨水喷雾装置

酸可待因 0.4mg/10g(0.2% 溶液 0.2ml/10g),另一鼠腹腔注射等容量生理盐水,以作对照。

2. 给药后 20 分钟,将两鼠放入玻璃钟罩内。使压缩空气输出管连接玻璃三通管(图2-20-1),将气压调节到 200mmHg 左右。打开通向喷雾瓶的活塞,将氨水的气雾均匀地喷入玻璃钟罩,喷雾 10 秒,使小鼠在钟罩内停留 2 分钟,将小鼠从罩内取出。

3. 将小鼠取出后立即进行观察,记录各鼠的咳嗽潜伏期及每分钟咳嗽次数。比较两鼠的反应差别。将结果填入表 2-20-1:

表 2-20-1 实验结果

鼠号	体重(g)	药物及剂量	咳嗽潜伏期	咳嗽次数					
				1 分钟	2 分钟	3 分钟	4 分钟	5 分钟	合计

【注意事项】

1. 如无特制的玻璃喷雾瓶,可以喷色层分析显色剂的瓶子代替。

2. 咳嗽的表现以小鼠收缩腹肌并张嘴为准,有时会发出咳声,须仔细观察。咳嗽潜伏期是从开始喷氨水到产生咳嗽的时间。

3. 如先将压缩空气导入一缓冲箱,再通到喷雾瓶,更易使喷雾的压力保持恒定。

4. 如需定量评价药物的镇咳作用,可以用半数小鼠喷雾致咳时间的延长程度为指标,即逐一测定每只小鼠的喷雾致咳时间,然后以算出全组动物的半数小鼠喷雾致咳时间。

(王 烨)

实验二十一 药物的平喘作用

【实验目的】

学习以乙酰胆碱和组胺喷雾引起豚鼠哮喘的方法。观察几种药物的平喘作用。

【实验材料】

动物:豚鼠(200g 左右)3 只。

器械:玻璃喷雾箱、喷雾瓶、空气压缩泵、检压计、缓冲瓶、注射器、秒表。

药品:12.5% 氨茶碱溶液、0.05% 硫酸异丙肾上腺素溶液、生理盐水、2% 氯乙酰胆碱、0.4% 磷酸组胺溶液。

【实验方法】

取幼年豚鼠(体重 200g 左右)3 只,逐一测定其引喘潜伏期,挑选适用动物。将豚鼠放入体积约 4L 的玻璃喷雾箱内(图 2-21-1),以 400mmHg 的恒压喷入 2% 氯乙酰胆碱和 0.4% 磷酸组胺(2∶1)混合液 8～15 秒,密切注意豚鼠的反应。一般不久即发生呼吸困难与抽搐。如见到豚鼠跌倒,应立即将其取出,以免死亡,并记录引喘潜伏期(从喷雾开始到抽搐跌倒的时间)。正常豚鼠一般不超过 150 秒。超过 150 秒者认为不敏感,不予选用。

次日取经过预选的豚鼠 3 只,甲鼠腹腔注射氨茶碱 125mg/kg (12.5% 溶液,1ml/kg),30 分钟后测定其引喘潜伏期。与前一天相比有何改变?乙鼠先放在另一喷雾箱内,以 400mmHg 恒压喷雾 0.05% 硫酸异丙肾上腺素溶液 1 分钟,让它吸入 3 分钟,再转移到引喘喷雾箱内,测定其引喘潜伏期。与前一天相比有何变化?丙鼠作为对照,腹腔注射生理盐水,不给药物,也测定其引喘潜伏期,并与前一天的数值相比较。

【注意事项】

1. 豚鼠必须选用幼鼠,体重不超过 250g,引喘潜伏期不超过 150 秒者。

2. 各鼠每天只能测引喘潜伏期一次。如一天内测定多次,将会影响实验效果。

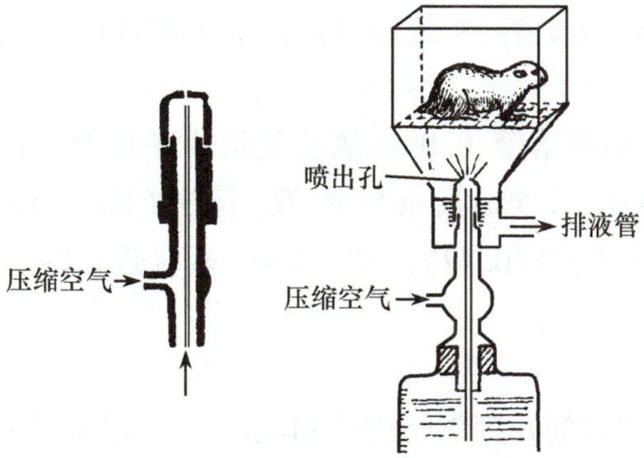

图 2-21-1　豚鼠的喷雾引喘装置

3. 判断药物平喘作用的指标

(1) 用药后引喘潜伏期明显延长。

(2) 用药后动物不会因呼吸困难、窒息而跌倒。一般观察 6 分钟(360 秒),超过这一时间不跌倒者,其引喘潜伏期以 360 秒计算。

4. 本实验的实验结果受药液浓度、喷雾压力、喷雾头结构、吸入时间及动物个体差异等因素的影响。喷雾颗粒直径小于 5μm 者能吸入肺泡,作用快而强。稍大者在支气管吸收。更大者就在气管或上呼吸道凝聚,作用慢而效力弱。

【讨论题】

讨论氨茶碱和异丙肾上腺素平喘作用的特点及其临床应用。

(阿不拉海提)

实验二十二　用气管链法观察药物对气管平滑肌的作用

【实验目的】

学习离体豚鼠气管链的实验方法,观察药物对气管平滑肌的收缩或松弛作用以及它们之间的相互关系。

【实验材料】

动物:豚鼠。

器械:麦氏浴槽(Magnus,容量约 25ml)、恒温水浴、L 形通气钩、充有氧气的球胆、温度计、描记杠杆、铁支架、弹簧夹、剪刀、镊子培养皿、注射器、BL-420 微机型生物机能实验系统。

药品:0.2% 磷酸组胺溶液、0.05% 氯乙酰胆碱溶液、0.1% 盐酸肾上腺素溶液、0.5% 硫酸阿托品溶湾、2.5% 氨茶碱溶液、克亨(Krebs-Henseleit)营养液(每 1000ml 含 NaCl 8.09g,$MgCl_2$ 0.42g,$CaCl_2$ 0.4g、葡萄糖 1.0g。

【实验方法】

取豚鼠 1 只,击毙后剖开颈部的皮肤和肌层,从甲状软骨以下至气管的分叉处剪下整条气管,放入置有营养液的培养皿中,剪成宽度为 3 ~ 4mm 的气管圈 7 ~ 8 个。把每个气管圈在软骨的中点剪断,制成两端连着软骨中间为平滑肌膜的气管条片。用棉线将 7~8 个气管条片连接成一个气管链。将气管链系于通气管的小钩上,放入盛有预热至 37℃ 营养液的麦氏浴槽中,从球胆缓缓放出气泡。把气管链的上端系于描记杠杆。让气管链在营养液中适应 10 分钟后依次加入药液,观察气管链的反应。

(1) 加入 0.1% 盐酸肾上腺素溶液 0.1ml,作用明显后更换营养液 2 次。

(2) 加入 0.2% 磷酸组胺溶液 0.1ml,作用明显后再加入 2.5% 氨茶碱溶液 0.1ml。观察到药效后换营养液 2 次。

(3) 加入 0.05% 氯乙酰胆碱溶液 0.1ml,作用明显后再加入硫酸阿托品溶液 0.1ml。此时又出现何种变化?

【注意事项】

1. 用线结扎气管条片时应避免扯伤软骨之间的平滑肌。
2. 气管平滑肌在加药以前并无自发的节律性收缩,与肠段有所不同。
3. 由于气管平滑肌比较薄弱,杠杆的负荷应较小,放大倍数则可适当加大,最好能用张力换能器进行记录。

【实验结果】

复制气管链的舒缩曲线,并在曲线下加注加药,换液等说明。讨论各药引起气管平滑肌舒缩变化的原理。

【讨论题】

1. 肾上腺素、氨茶碱、阿托品等药物在豚鼠气管链上所显示的作用有何临床意义?
2. 氨茶碱对磷酸组胺的拮抗作用与阿托品对乙酰胆碱的拮抗作用在机制方面是否相同?能否用本实验中获得的资料来证明?

(白 丽)

实验二十三 糖皮质激素对毛细血管通透性的影响

【实验目的】

观察氢化可的松对家兔皮肤毛细血管通透性的影响。

【实验材料】

动物:家兔。

器械:注射器、剃毛刀片、短尺。

药品:0.5% 氢化可的松注射液、1% 盐酸苯海拉明溶液、0.1% 磷酸组胺溶液、0.5% 伊文(Evans)蓝溶液、生理盐水。

【实验方法】

1. 取家兔3只,于实验前一天在每只兔的背部两侧各剃毛一块(约6cm×4cm),以暴露皮肤。

2. 实验当天,给各兔编号,称重。然后给甲兔腹腔注射氢化可的松15mg/kg(0.5% 注射液,3ml/kg),乙兔腹腔注射盐酸苯海拉明10mg/kg(1% 溶液,1ml/kg),丙兔腹腔注射生理盐水3ml/kg,之后再给各兔耳缘静脉注射伊文蓝5mg/kg(0.5% 溶液,1ml/kg),并立即在各兔背部两侧的剃毛区中央皮内注射磷酸组胺0.1mg(0.1% 溶液,0.1ml),以形成皮丘,记录注射时间。注意观察各兔皮丘区的肤色变化,记录皮肤蓝染的初现时间。

3. 于注射磷酸组胺后30分钟和60分钟,分别用米尺测量各兔皮丘周围蓝染区的直径,计算每个蓝染区的面积与各兔两个蓝染区面积的均值,比较各蓝染区颜色的深浅。

【注意事项】

1. 给家兔剃毛时既要做到将毛剃净,又不能损伤皮肤。

2. 由于本实验属于定量观察,注入磷酸组胺之量必须准确,针尖的刺入深度必须一致,注射后一定要形成一个皮丘。

3. 如蓝染区不呈正圆形,可以最大横径与最小横径的均值,当作直径值,来计算面积。

【实验结果】

将实验结果填入表2-23-1。

表2-23-1 实验结果

兔 号	预先给药	皮内注射磷酸组胺后反应				
		皮丘蓝染初现时间	30分钟		60分钟	
			蓝染区平均面积	蓝染深度	蓝染区平均面积	蓝染深度
甲						
乙						
丙						

【讨论题】

三兔皮丘区蓝染程度的不同说明了什么问题？氢化可的松与苯海拉明的抗过敏作用有何区别？这些区别是否都可以在本实验中得到证明？

（依巴代提·吐乎提）

实验二十四　糖皮质激素的抗过敏性休克的作用

【实验目的】

观察地塞米松对豚鼠过敏性休克的对抗作用。

【实验材料】

动物：豚鼠。
器械：注射器、空气压缩泵及喷雾装置。
药品：20% 新鲜鸡蛋清生理盐水溶液、0.5% 地塞米松磷酸钠注射液。

【实验方法】

1. 预先使豚鼠致敏，即用 20% 鸡蛋清生理盐水在豚鼠的腹腔和皮下各注射 1ml，三周后供实验用。

2. 取致敏豚鼠 2 只，甲豚鼠腹腔注射生理盐水 1ml，乙豚鼠腹腔注射地塞米松磷酸钠 5mg/kg（0.5% 注射液 1ml/kg）。于 1～1.5 小时后，将两只豚鼠置于同一钟罩内，以空气压缩泵连接喷雾装置，喷雾 20% 鸡蛋清液 1 分钟，注意观察豚鼠过敏性休克症状（呼吸极度困难，窒息，抽搐，跌倒）的出现。记录发生休克的潜伏期。如超过 6 分钟仍未发生休克，一般就不会再发生。比较两只豚鼠反应的差别。

【实验结果】

将实验结果填入表 2-24-1。

表 2-24-1　实验结果

豚鼠号	致敏处理	接受药物	鸡蛋清液喷雾后反应	
			休克潜伏期（分）	休克表现

【讨论题】

结合本次实验结果,讨论糖皮质激素抗过敏性休克作用的原理与应用。

(康金森)

实验二十五　糖皮质激素的稳定红细胞膜作用

【实验目的】

观察氢化可的松的稳定红细胞膜作用。

【实验材料】

动物:绵羊红细胞。

器械:试管、吸管。

药品:0.5% 氢化可的松溶液、4% 桔梗煎剂滤液、2% 红细胞的生理盐水悬液、生理盐水。

【实验方法】

1. 红细胞悬液的制备　取新鲜家兔血 10 ~ 20ml,用竹签搅拌以除去纤维蛋白,再用生理盐水冲洗 3 ~ 5 次。每次加生理盐水 5 ~ 10ml,混匀后离心,弃去上清液,再加入生理盐水,离心,直至上清液不呈红色为止。然后按所得红细胞的容积,用生理盐水配成 2% 的悬液。

2. 取试管 3 支,各加 2% 红细胞悬液 3ml,第 1 管加生理盐水 1ml,第 2 管加生理盐水 0.5ml,第 3 管加 0.5% 氢化可的松溶液 0.5ml,摇匀。10 分钟后,第 2、3 管各加 4% 桔梗液 0.5ml,摇匀。此后每隔 2 ~ 3 分钟检查一次,注意三管中哪一管有溶血现象,并记录之。

【实验结果】

将实验结果填入表 2-25-1。

表 2-25-1　实验结果

试管号	2% 红细胞溶液	生理盐水	0.5% 氢化可的松溶液	4% 桔梗溶液	溶血情况
1	3ml	1.0ml	—	—	
2	3ml	0.5m	—	0.5ml	
3	3ml	—	0.5ml	0.5ml	

【讨论题】

试讨论糖皮质激素稳定红细胞膜作用的意义。

（依巴代提·吐乎提）

实验二十六 糖皮质激素对白细胞吞噬功能的影响

【实验目的】

观察地塞米松抑制中性粒细胞吞噬功能的作用。

【实验原理】

取预先注射过地塞米松的动物的血液与金黄色葡萄球菌一起在试管内作短时间的培养，观察中性粒细胞对细菌的吞噬情况，从而了解糖皮质激素对此种免疫功能的影响。

【实验材料】

动物：大鼠。

器械：无菌试管、滴管、吸管、小烧杯、载玻片、显微镜、恒温水浴血球计数器、剪刀。

药品：金黄色葡萄球菌肉汤培养液、无菌生理盐水、0.5% 地塞米松磷酸钠注射液、瑞氏染色液、饱和草酸钾溶液。

【实验方法】

1. 菌液制备 需无菌操作。取培养 16～18 小时的金黄色葡萄球菌肉汤液，分装于无菌试管，经 3000 转/分钟离心 30 分钟，使细菌下沉。倾去肉汤液，再用无菌生理盐水洗涤两次，最后经 800℃加温 60 分钟灭活之，置冰箱保存备用。用时以无菌生理盐水稀释到 6 亿/ml。

2. 吞噬活性测定 在实验前 2 天，取大鼠 2 只，称重。甲鼠腹腔注射磷酸钠地塞米松 5mg/kg（0.5% 溶液，1ml/kg），乙鼠腹腔注射相应量之生理盐水，每日 1 次，连续 2 天。

实验当天，取小烧杯 2 只，加入饱和草酸钾溶液少许，均匀湿润底壁。剪断甲、乙两鼠的颈动脉放血，分别滴入 2 只置有草酸钾的小烧杯中，轻轻摇匀，以防凝血。取上述抗凝血各 0.5ml 于 2 支试管内，各加预先准备好的菌液 0.2ml（即 1.2 亿细菌),轻轻混匀,置37℃水浴中保温。30分钟后取出,用滴管将上清液及血细胞表面层转移到另一试管内,以2000转/分钟离心5分钟。然后吸取沉淀物的表面层涂片,自然干燥后用瑞氏液染色,油镜下检查,记录以下指标:

(1) 吞噬百分率:计数50或100个中性粒细胞,记录其中吞噬了细菌的白细胞数,计算其百分率。

(2) 吞噬指数:即每个具有吞噬活性的白细胞的平均吞噬细菌数。

【注意事项】

1. 如在一张血片上计数不到50个中性粒细胞,可采用几张血片记数到50个中性粒细胞。

2. 大鼠颈动脉放血,置于含有抗凝剂的小烧杯内,可供几个实验组取用。

【实验结果】

实验结果记录于表2-26-1。

表2-26-1 实验结果

鼠号	给药	吞噬百分率	吞噬指数
甲			
乙			

【讨论题】

糖皮质激素对中性粒细胞的吞噬活性有何影响?这一作用有何实际意义?

(闫 东)

实验二十七 抗炎药物的药效学研究

【实验目的】

1. 掌握常规药效学实验设计方法。

2. 掌握抗炎药物药效学指标的选择及测定方法。

【实验材料】

动物:小鼠或大鼠。

器械：根据实验设计的要求配置。
药品：A 药与 B 药及实验设计所需药品与试剂。

【实验方法】

介绍一些常规抗炎实验方法供学生选择。

氢化可的松对小鼠腹腔毛细血管通透性的影响

【实验目的】

观察糖皮质激素对腹腔毛细血管通透性的影响。

【实验原理】

药理剂量的糖皮质激素具有抗炎、抗毒、抗休克及抗免疫等作用。观察其抗炎作用，可采用如下方法，选择合适的致炎因子，在动物体局部造成炎症，由静脉注射 0 5% 伊文蓝溶液，观察致炎部位在糖皮质激素作用下，染料渗出被抑制情况，染料渗出量可通过比色法进行定量。

【实验材料】

动物：小鼠 10 只，体重 18 ~22g，雌雄不限。
器械：离心机、分光光度计。
药品：0. 5% 伊文蓝溶液（Even's blue 用生理盐水配制）、0. 5% 氢化可的松。

【实验方法与步骤】

取小鼠 10 只，称重后随机分为 2 组，甲组小鼠每只皮下注射 0. 5% 氢化可的松 0. 1ml/10g，乙组小鼠皮下注射等量生理盐水。半小时后，两组小鼠均由尾静脉注射 0 5% 伊文蓝溶液（0. 1ml/10g），继而腹腔内注射 0. 6% 冰醋酸溶液，每只 0. 2ml。半小时后，将小鼠脱颈椎处死，剪开腹腔。用适量生理盐水反复冲洗腹腔，合并洗涤液，使冲洗液总量达 5ml，于 3000 转/分离心 5 分钟。取上清液于 590nm 波长处比色，在标准曲线上查出每只小鼠腹腔内每毫升洗涤液中的伊文蓝微克数。按照统计要求，得各组的均值，进行 t 检验，并以对照组小鼠染料的渗出量为 100%，计算给药组小鼠腹腔渗出的抑制率。

【结果处理】

按下式计算抑制率，并填写表 2-27-1 的内容。

$$抑制率=\frac{对照组渗出量-用药组渗出量}{对照组渗出量}\times100\%$$

表 2-27-1 受试药对毛细血管通透性的影响

组 别	鼠 数	剂量(mg/kg)	染料渗出量(μg/ml)		抑制率
氢化可的松					
对照组					

【注意事项】

1. 腹腔注射醋酸溶液的部位要力求一致,还应注意注入腹腔内,否则成假阴性。
2. 打开腹腔时避免损伤血管以免出血,否则血中染料大量进入腹腔影响结果。
3. 如洗涤液发生胶胨样混浊,则应弃去。

【方法评价】

1. 依据同样的原理,也可观察小鼠腹部或背部皮肤毛细血管的通透性,方法略繁,但意义相同。

2. 任何一种能引起组织损伤的物质都可成为致炎因子。因此,抑制剂的作用也是非特异的。

【思考题】

糖皮质激素抗炎作用的特点和机制是什么?

吲哚美辛对小鼠二甲苯所致耳肿胀的影响

【实验目的】

掌握抗炎实验最基本方法。

【实验原理】

由于吲哚美辛对前列腺素合成酶(环氧酶)具有强大的抑制作用,显著抑制前列腺素合成和释放,对多种因素引起的非特异性炎症均有良好的治疗作用。

【实验材料】

动物:小鼠 4 只,体重 18~22g,雌雄不限。

器械:8mm 打孔器、电子秤。

药品:0.5% 吲哚美辛溶液、生理盐水、二甲苯、1% 羧甲基纤维素钠(CMC)混悬液。

【实验方法与步骤】

1. 取小鼠 4 只,称重,随机分为 2 组。甲组腹腔注射 0.5% 吲哚美辛溶液(0.5mg/10g),乙组注射适量 CMC 溶液(0.1ml/10g)。

2. 半小时后,两组小鼠右耳郭两侧用微量进样器均匀涂布二甲苯 0.03ml 致炎,左耳郭作对照。

3. 致为后 30 分钟,将小鼠处死,沿耳郭基线取下两耳,用打孔器于同一部位各取一个耳片称重。致炎侧耳片重量减去对照侧耳片重量即为肿胀度。

【结果处理】

根据要求,汇集各组结果进行统计处理。

【注意事项】

1. 环境温度不宜低于 20℃。
2. 取材力求部位一致。
3. 打孔器应锋利。

【方法评价】

本法不需特殊设备,简便易行;对两大类抗炎药物均敏感,适用于抗炎药的筛选。

【思考题】

1. 抗炎药物可分为哪两大类?
2. 试述吲哚美辛的作用特点。

地塞米松对蛋清诱发大鼠足跖肿胀的影响

【实验目的】

学习大鼠足跖肿胀常用的测定方法。

【实验原理】

局部应用蛋清引起的炎症,前列腺素合成明显增加,并与血管活性胺类和激肽类一起诱发水肿。

【实验材料】

动物:大鼠 4 只,体重 120 ~ 150g,雄性。
器械:外径千分尺。
药品:0.025% 地塞米松磷酸钠注射液、蛋清。

【方法与步骤】

1. 取大鼠 4 只,随机分为用药组与对照组,用外径千分尺测量大鼠右后足跖的厚度,用药组大鼠腹腔注射 0.025% 地塞米松磷酸钠注射液 0.1mg/100g,对照组注射等量的生理盐水。

2. 30 分钟后,在右后足跖皮下注射蛋清 0.25ml 致炎。

3. 致炎后 30、60、90 分钟,分别用外径千分尺测量大鼠右后足跖的厚度。

【结果处理】

(1) 综合各实验小组的实验结果,求出均数和标准差,将实验结果填入表 2-27-2:

表 2-27-2 受试药物对大鼠足趾肿胀的影响

组别	动物编号	致炎前后足跖厚度				肿胀度		
		致炎前	致炎后30 分钟	60 分钟	90 分钟	30 分钟	60 分钟	90 分钟
对照组	1							
	2							
用药组	3							
	4							

(2) 肿胀度=致炎后足跖厚度减去致炎前足跖厚度,请全班同学将实验结果汇总,然后计算在某一时间的肿胀度均值与标准差,进行统计检验。以时间为横坐标,肿胀度为纵坐标,画出时程反应图。

(3) 按下式分别计算各时间(30、60、90 分钟)肿胀度平均值的抑制率:

$$抑制率=\frac{对照组平均值-给药组平均值}{对照组平均值}\times100\%$$

【注意事项】

1. 卡尺的阅读要准确。

2. 测定足跖的厚度的部位要一致。

3. 体重 120~150g 的大鼠对致炎剂最敏感,肿胀度高,差异性小。

【方法评价】

本法是应用最广泛的炎症性水肿模型,具有差异性小、敏感和重复性高等优点,并可作定量测定,结果可做统计分析。惟一缺点是大鼠足趾有丰富的易释放的 5-羟色胺,对 5-羟色胺有拮抗作用的受试药物可获得片面的抗炎阳性效果。

附:毛细管放大测量法

【实验原理】

本法是用毛细管放大原理,将动物足跖容积在刻度吸管的高度中反映出来。

测定的读数较准确，但所有容器必须统一规格，以保证结果的准确性。

【实验步骤】

（1）取三通一只，一端与 5ml 注射器相连，另一端与倒置的 1ml 刻度吸管相连，中间连一玻璃管（内径 2cm、长 8cm），内盛满水银（图 2-27-1b）。

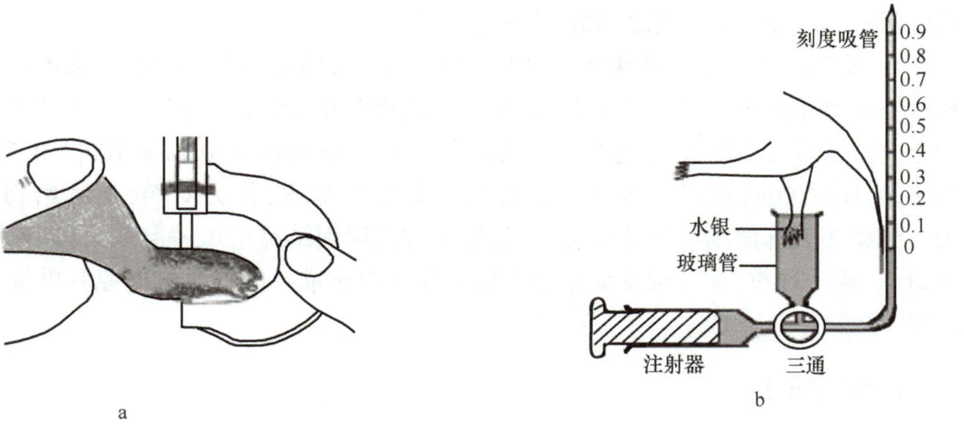

图 2-27-1　大鼠足趾肿胀测量方法

（2）调节三通，使水银高度与刻度吸管 0 点相平，并在玻璃管水银凸面做一标记，调节三通使注射器与刻度吸管相通。

（3）用碳素墨水在大鼠肢踝关节周围做上记号并拉直放入玻璃管，使足标记与其刻度相平。

（4）调节三通，使玻璃管与注射器相通，将注射器内水银注入玻璃管，使其凸面与刻度及足标记相平。

（5）调节三通，使注射器与刻度吸管相通，将注射器内的水银全部推入刻度吸管，读出其高度，求出肿胀前后高度之差，即为肿胀程度。

（邬利娅 · 伊明）

地塞米松对大鼠肉芽肿的影响

【实验目的】

观察糖皮质激素的抗增生作用。

【实验材料】

动物：大鼠 4 只，体重为 120 ~ 150g。

器械：注射器、消毒手术器械（剪刀、手术刀、小镊子、缝针及线等）、灭菌棉球。

药品：碘酊、氨苄西林、0.5% 地塞米松磷酸钠注射液、3% 戊巴比妥钠溶液。

【实验方法】

1. 取大鼠 4 只随机分为给药组与对照组，腹腔注射戊巴比妥钠 3mg/100g（3% 溶液，0.1ml/100g）使之麻醉，腹部去毛消毒。

2. 腹部切口，将两个灭菌棉球[每个棉球重（50±1）mg，高压灭菌，各加入氨苄西林 1mg/0.1ml，50℃烘箱烤干]分别植入大鼠两侧腋窝皮下。将切口的皮肤对合缝合。从术后当日开始，给药组每天肌内注射地塞米松磷酸钠 0.5mg/100g（0.5% 溶液，0.1ml/100g）；对照组每天肌内注射等量生理盐水，作为对照，连续给药 6 天。到第 7 天麻醉动物打开原切口，将棉球连同周围结缔组织一起取出，剔除脂肪组织，烤干称重，减去棉球原重量即得肉芽肿的重量。比较两组肉芽肿重量的差别。

【注意事项】

1. 棉球重量一般在 10～50mg 范围内，棉球的表面积对实验结果的影响较大，为了减少差异植入每鼠的棉球的形状和植入部位应一致。

2. 动物的摄食量或体重减轻亦可降低肉芽肿重量，故按毫克（肉芽肿）/100g 体重表示。

3. 植入棉球过程需按无菌操作进行，以防感染。

【实验结果】

综合各实验小组的实验结果，求出给药组及对照组的肉芽干重的均数与标准差，将结果填入表 2-27-3。

表 2-27-3　实验结果

组别	药物及剂量、疗程	肉芽干重（mg/100g 体重）	
		均数	抑制率
对照组			
给药组			

【方法评价】

本方法是评定药物抗增生作用的最常用方法，对甾体抗炎药物较为敏感。

（郇利娅 · 伊明）

实验二十八　胰岛素和格列本脲(优降糖)的降血糖作用

【实验目的】

观察胰岛素和格列本脲(优降糖)对正常家兔空腹血糖水平的影响。

【实验材料】

动物:家兔。

器械:注射器、灌胃器、小试管。

药品:2U/ml 胰岛素溶液、2% 格列本脲(优降糖)混悬液、草酸钾、10% 葡萄糖注射液。

【实验方法】

1. 取禁食 24 小时的家兔 2 只,标号,称重。分别自耳缘静脉取血约 1ml 置于有草酸钾少许的试管中,摇匀,用于测定给药前的血糖值。

2. 给甲兔皮下注射胰岛素 2U/kg(2U/ml 溶液 1ml/kg),乙兔灌胃格列本脲(优降糖)90mg/kg (2% 混悬液 4.5ml/kg)。给药后每隔 1 小时采血一次,直至给药后 6 小时,均以草酸钾抗凝,测定血糖值。

3. 实验结束后给每兔静脉注射 10% 葡萄糖液 6ml/kg,以防止过度低血糖引起死亡。

【实验结果】

将实验结果填入表 2-28-1。

表 2-28-1　实验结果

兔号	药物	剂量	给药途径	血糖含量(mg%)						
				给药前	给药后 1 小时	2 小时	3 小时	4 小时	5 小时	6 小时
甲										
乙										

根据所得实验结果,绘制血糖变化曲线,纵坐标衰示血糖含量(mg%),横坐标表示时间(小时)。

【注意事项】

1. 必须用禁食 24 小时的家兔进行实验,否则血糖不易降低。

2. 如限于时间,可将服格列本脲(优降糖)的家兔提前 3 小时取空腹血及给药,实验课内与注射胰岛素的家兔同时进行血糖含量测定。观察到明显的血糖降低现象后就结束实验。

【讨论题】

胰岛素和格列本脲(优降糖)的降低血糖机制各如何?根据实验结果说明两药的作用特点。

附:血糖的比色测定法

【实验原理】

在热醋酸中,邻甲苯胺与葡萄糖的醛基缩合,生成葡萄糖基胺,并进一步脱水生成蓝绿色的Schiff碱,其颜色的深浅与葡萄糖含量成正比,其最大吸收度可在630nm处比色测定。

【实验材料】

器械:试管、吸管、离心管、水浴锅、离心机、光电比色计。

药品:邻甲苯胺、硫脲、冰醋酸、硼酸、三氯醋酸、葡萄糖、苯甲酸、盐酸羟胺。

【实验步骤】

1. 试剂的配制

(1) 邻甲苯胺的预处理:邻甲苯胺如呈红棕色,则应重蒸馏。弃去首尾的馏出部分,收集199~201℃的蒸馏液,此时的蒸馏液应呈微黄色。向所得之邻甲苯胺中,按每500ml加入0.5g盐酸羟胺,然后置56℃水浴中恒温振荡,使之溶解,密闭避光储存于冰箱中备用。

(2) 邻甲苯胺显色剂(O-TB试剂):取1000ml容量瓶,加入硫脲1.5g,溶于400ml冰醋酸中,加入邻甲苯胺100ml,混匀。再加入饱和硼酸液(约6%)40ml,最后加冰醋酸至1000ml定容,储于棕色瓶中备用。

(3) 饱和硼酸溶液:取硼酸6g加蒸馏水至100ml,摇匀,放置于室温数日后,取上清液供实验用。

(4) 葡萄糖标准储存液及应用液

1) 100mmol/L储存液:无水D-葡萄糖在烤箱中80℃烤4小时,冷却后,存放于干燥器中至恒重。精确秤取1.802g以12mmol/L苯甲酸溶液稀释至100ml。

2) 5mmol/L应用液:在100ml容量瓶准确重加入储存液5ml,再用0.25%苯甲酸溶液稀释至100ml。

(5) 0.3mol/L三氯醋酸溶液:秤取三氯醋酸50g,加蒸馏水至1000ml,使之溶解。

2. 血糖的测定

（1）血清或血浆按表 2-28-2 操作：

表 2-28-2 血清或血浆操作步骤

试剂(ml)	测定管	标准管
血清或血浆	0.1	—
葡萄糖标准应用液	—	0.1
O-TB 试剂	5.0	5.0

（2）严重溶血及乳糜样血清，需制备无蛋白血滤液后再测定。即取血 0.2ml，加入 0.3mol/L 三氯醋酸溶液 1.8ml 混匀后离心 10 分钟，按表 2-28-3 操作：

表 2-28-3 严重溶血及乳糜样血清操作步骤

试剂(ml)	测定管	标准管
血清或血浆	1.0	—
葡萄糖标准应用液	—	0.1
0.3mol/L 三氯醋酸溶液	—	0.9
O-TB 试剂	5.0	5.0

将上述各管在沸水中煮沸 5 分钟，取出，置冷水浴中冷却后用 1cm 比色皿，以蒸馏水调零，在 650nm 波长处比色，测各管吸收度(A)。

$$\text{血糖含量(mmol/L)} = \frac{\text{测定管 A}}{\text{标准管 A}} \times 5$$

【注意事项】

1. 蒸馏邻甲苯胺时，应用全玻璃蒸馏器，切忌用橡皮塞(管)，否则会使橡皮熔化。

2. 比色液不可沾染测试仪器，否则试剂中得浓醋酸会腐蚀仪器。

（李琳琳）

实验二十九 胰岛素的过量反应及其解救

【实验目的】

观察胰岛素过量引起的低血糖反应及葡萄糖的抢救效果。

【实验材料】

动物：小鼠。
器械：注射器、恒温器。
药品：5U/ml 胰岛素溶液、25% 葡萄糖溶液。

【实验方法】

1. 将恒温器调节于 37～38℃。取预先禁食 12 小时的小鼠 2 只，称重。

2. 给每鼠腹腔注射胰岛素 1.0U/10g，将其放置于恒温器内；盖以有空玻璃，观察小鼠的活动变化。

3. 当其发生惊厥时，迅速取出一鼠，将预先准备好的 25% 葡萄糖溶液 0.5ml 注入腹腔内。另一鼠不做处理作为对照。比较两鼠的最后实验结果。

【实验结果】

将实验结果填入表 2-29-1。

表 2-29-1 实验结果

鼠号	体重	胰岛素用量出现反应时间	动物反应	给予葡萄糖后反应
1				
2				

【讨论题】

本实验的实验结果能否推出胰岛素引起惊厥的原理？

（白 杰）

实验三十 硫酸链霉素的急性中毒及其解救

【实验目的】

观察硫酸链霉素的急性中毒症状，了解其解救方法。

【实验材料】

动物：家兔。
器械：人工呼吸机、剪刀、注射器、棉球。

药品:25% 硫酸链霉素溶液、10% 葡萄糖酸钙溶液、0.05% 甲基硫酸新斯的明溶液。

【实验方法】

1. 取家兔 2 只,编号,称体重,观察动物的呼吸情况,翻正反射及四肢肌张力。
2. 甲兔耳静脉注射硫酸链霉素 0.4g/kg,观察其反应。当出现呼吸麻痹时,将与人工呼吸机的出气口相连的橡皮导管插入家兔的一侧鼻孔,连续给予人工呼吸,观察其能否恢复。
3. 乙兔耳静脉注射硫酸链霉素 0.4g/kg(25% 溶液 1.6m/kg),呼吸麻痹后同样通过鼻导管给予人工呼吸,并静脉注射葡萄糖酸钙 250mg/kg(10% 溶液 2.5ml/kg)及甲基硫酸新斯的明 0.15mg/kg(0.05% 溶液 0.3m/kg),观察其能否恢复。

【实验结果】

将实验结果填入表 2-30-1。

表 2-30-1　实验结果

动物	处理阶段	观察项目		
		呼吸情况	翻正反射	四肢肌张力
甲兔	给药前			
	给链霉素后			
乙兔	给药前			
	给链霉素后			
	给葡萄糖酸钙及新斯的明后			

【讨论题】

链霉素的急性中毒主要表现在哪些方面?应如何解救?你能否从静注葡萄糖酸钙和新斯的明有解救作用,来推论链霉素使骨骼肌麻痹的机制?

(阿斯娅·拜山伯)

实验三十一　制剂的安全限度试验

为了控制制剂质量,确保安全用药,除了进行必要的理化检验外,常常还需要从药理学角度对制剂进行质量检查,这些检验统称为制剂得安全限度试验。限度试验主要用于检验注射剂,通常包括下列项目:热原检查、刺激性检查、过敏性检查、降压物质检查、溶血性检查。

热 原 试 验

【实验目的】

学习用家兔法检查注射剂内热原的步骤与判断标准。

【实验原理】

某些微生物(尤其是革兰阴性杆菌)的遗体或其代谢产物注入体内(特别是经静脉注入体内)以后,能引起发热等反应。这些能引起发热等反应的物质统称为热原或致热质,其化学成分有蛋白质、脂多糖、核蛋白及它们的水解产物等。

【实验材料】

动物:家兔,体重 1.7 ~3.0kg,雌兔应无孕。

器械:兔固定箱、磅秤、肛门温度计、小型铝盒、注射器、注射针头、镊子、酒精棉球、干棉球。

药品:25% 葡萄糖注射液、含热原的同种注射液、液状石蜡。

【实验方法】

1. 器具的准备　试验中用的注射器及其他与试验品直接接触的器物均须事先去热原处理。方法是:注射器、针头及镊子等物可置铝盒内,在 250℃ 烘箱中加热 30 分钟,或 180℃ 加热 2 小时,冷却后待用。

2. 家兔的选择　凡未经用于热原检查的家兔应在试验前 7 天内预测体温,进行挑选。停食 2 ~3 小时后用肛门温度计测量,每隔 30 分钟一次,共测 4 次。如果 4 次体温都在 38.3 ~39.6℃ 范围内,且最高与最低体温的差数不超过 0.4℃,即可以认为该兔适合热原检查之用。已经用于热原检查的家兔,如果前一次检查时供试品判断为符合规定,休息 2 日以上即可供第二次检查之用。如果前一次检查时供试品判断为不符合规定,至少在两周内不得供第二次检查用。

3. 试验前准备　热原检查前 1 ~2 日,供试家兔应尽可能处于同一温度的环境中,试验前给家兔停食 2 ~ 3 小时。用肛门温度计测量家兔体温,每 30 分钟测 1 次,共测 2 ~3 次,末两次体温差数不得超过 0.20℃,即以此两次体温的平均值作为该兔的正常体温。供试家兔的正常体温应在 38.3 ~39.6℃ 范围内。各兔间的温差不得超过 1℃。

4. 检查方法　取适用的家兔3只,于测定其正常体温后15分钟内自耳缘静脉缓慢注入预热至37℃左右的供试溶液。然后每隔1小时按前法测温一次,共测3次。从3次测温中所得的最高值减去正常体温,即为该兔的体温升高度数。

【实验结果】

1. 如果3只家兔中,体温升高均在0.6℃以下,并且3只家兔体温升高总数在1.4℃以下,应认为该供试品符合规定。

2. 如果3只家兔中仅有一只体温升高0.6℃或0.6℃以上;或3只家兔体温升高均在0.6℃以下,但体温升高总数达1.4℃或1.4℃以上,应另取5只家兔复试。如果在复试时,5只家兔中,体温升高0.6℃或0.6℃以上家兔数不超过1只,并且初、复试合并8只家兔体温升高总数不超过3.5℃,也应认为供试品符合规定。

3. 如果在初试的3只家兔中,体温升高0.6℃或0.6℃以上的家兔超过1只,或在复试的家兔中,体温升高0.6℃或0.6℃以上的家兔超过1只;或初、复试合并8只家兔体温升高总数超过3.5℃,应认为供试品不符合规定。

4. 将实验结果填入表2-31-1。

表2-31-1　家兔法检查注射剂内热原实验结果

检查日期		室温		检查者	
检查名称		理化性状含量		批号	
兔号	1	2	3	4	5
体重					
第一次测量					
第二次测量					
平均体温					
注射检品时间					
第一次测温					
第二次测温					
第三次测温					
注射前后温差					
检查结论					

【注意事项】

1. 供试家兔应健康无伤,体重1.7~3.0kg,雌兔应无孕,测温前7天应同一饲料饲养。在此期间,体重应不减轻,精神、食欲、排泄等不能有异常。

2. 测温时动作要轻,尽量避免对家兔刺激。温度计插入家兔的肛门前应先用液状石蜡涂抹温度计的水银球。插入的深度各兔应当一致,一般约5cm左右,保留1.5分钟,取出读数。

3. 测温时最好每只家兔用同一只肛门温度计,以减少误差。

4. 注射供试品时动作也应快、温柔,以免引起家兔挣扎而使体温波动。注射速度应缓慢,剂量较大者控制在10~15分钟内注射完毕。

5. 影响热原检查的因素很多,必须严格操作。试验最好在15~25℃的环境中进行,整个试验过程中,室温变化不应超过5℃。

【思考题】

1. 什么是热原?其化学本质是什么?器皿上的热原可用何种方法去除?

2. 用家兔检查热原时,对供试动物有何要求?哪些因素会影响动物体温的变化?

刺激性试验

【实验目的】

了解刺激性试验的意义,掌握试验方法和判断标准。

【实验原理】

一般供皮下或肌内注射的新产品或滴眼、滴鼻、栓剂等制剂需进行刺激性试验。试验的方法为将药物用于局部组织,观察它对组织是否引起红肿、出血、变性、坏死等刺激症状。所获得的结果可供了解该制剂的毒性以及选择合理给药方法时的参考。

【实验材料】

动物:家兔,体重2.0~3.0kg,雌性不限。

器械:注射器及针头、滴管、解剖刀、手术剪、兔固定箱、酒精棉球。

药品:1%酒石酸锑钾注射液、灭菌生理盐水。

【实验方法】

1. 家兔股四头肌法　本法适用于检查供肌内注射制剂的刺激性。股四头肌在后肢大腿的前面,正中为股直肌,股直肌之下为股中间肌,股直肌外侧为股外侧肌,股直肌内侧为股内侧肌,四块肌肉合称股四头肌。

试验时取健康家兔2只,分别于一侧后肢的股四头肌注射1%酒石酸锑钾注射液1.0~2.0ml,于另一侧后肢对应部位注射同容积的灭菌生理盐水作为对照。48

小时后将家兔麻醉处死，解剖取出股四头肌，纵向切开，观察注射部位肌肉组织的反应。

一般将肌肉组织的反应分为六级：

0 级(-)：注射供试品部位的肌肉组织与对照部位肌肉组织无明显差异。

1 级(+)：注射供试品部位的肌肉组织有充血，直径在 0.5cm 以下。

2 级(++)：注射供试品部位的肌肉组织有红肿充血，直径在 1cm 左右。

3 级(+++)：注射供试品部位的肌肉红肿，发紫，光泽消失，可见坏死点。

4 级(++++)：注射供试品部位的肌肉红肿，发紫，光泽消失，坏死范围直径达 0.5cm 左右。

5 级(+++++)：注射供试品部位肌肉的各项反应更重，有大片坏死。

凡两只家兔的平均反应级数在 2 以下者可供肌内注射之用；平均反应级数超过 3 者不能供肌内注射之用；平均反应级数在 2～3 之间者可进行复试或结合其他项目考虑其临床试用问题。凡刺激性试验不能达到肌内注射要求的制剂一般也不宜供皮下注射或黏膜面给药和创面给药之用。

2. 家兔眼结膜法　本法主要用于试验滴眼剂和其他黏膜用药的刺激性。试验时取健康家兔 1 只放入固定箱中，待安定后观察正常时结膜的色泽及血管分布。然后将下眼睑拉成环形，并用手指压住鼻泪管(以防药液流入鼻泪管而重吸收)。分别将供试药品液和生理盐水 0.1ml(或两滴)滴入左右眼结膜囊内。如供试品为软膏，则挤入约 0.1g，另一侧挤入等量的软膏基质，作为对照。

给药 30 分钟内，每隔 5 分钟检查泪腺分泌一次。给药后 3 小时内每隔 1 小时轻轻翻开眼皮，观察结膜的反应，以无明显的充血、流泪、畏光、水肿等刺激症状者为合格。

3. 家兔耳壳法　家兔的耳壳比较薄，将药物注射于耳壳皮下，其刺激反应容易在透光检查中发现，不需将动物杀死，因而适用于注射液刺激性的初步试验。

试验时取健康家兔 1 只，放入固定箱中，透光检查耳壳的正常情况。选取耳壳近基部少血管处，皮下注射供试品 0.1～0.2ml。在另一侧耳壳的对应部位皮下注射等量灭菌生理盐水，作为对照。30 分钟内每 10 分钟观察兔耳 1 次，注意有无红肿现象及影响范围。30 分钟后每 1 小时观察 1 次，直至给药后 3 小时。24 小时后查看供试品部位有无组织坏死现象。以无明显刺激反应者为合格。

【实验结果】

按下述要求做好记录：

1. 供试品的名称、主药含量、理化性状、生产单位及批号。
2. 家兔的性别、体重与健康状况。
3. 试验的方法、给药途径及剂量、给药时间、结果观察及试验结论。

【注意事项】

1. 兔股四头肌法注射时必须注意严格消毒以防感染。注射器及针头高压灭菌,用药部位应用碘酒、酒精消毒。必要时可取一小块组织做病理切片,观察有无炎症现象。

2. 家兔眼结膜法　对有刺激性的药物应观察到作用完全消失,结膜完全恢复正常为止。

3. 家兔耳壳法　注射时应避开小血管。有刺激反应时应观察到作用完全消失,注射部位完全恢复正常为止。

【思考题】

家兔股四头肌法、家兔眼结膜法和耳壳法各适用于哪几种制剂的刺激性试验?其主要步骤和判断指标是什么?

过敏性试验

【实验目的】

学习用豚鼠进行药物过敏性试验的方法。

【实验原理】

过敏反应是一种变态反应。当过敏原(包括抗原与半抗原,如异种血清、微生物代谢产物、花粉、某些药物或食物等)进入机体时,可以刺激机体产生抗体。这种抗体附着在肥大细胞上,此后当又有同样抗原进入机体时,即与抗体发生反应,使肥大细胞脱颗粒释出组胺等物质,引起荨麻疹、局部水肿、呼吸困难、窒息、痉挛、过敏性休克等症状,甚至死亡。

【实验材料】

动物:豚鼠 6 只,体重 250 ~ 350g,雌雄各半。
器械:注射器及针头、剪刀、酒精棉球。
药品:10% 右旋糖苷溶液。

【实验方法】

取豚鼠 6 只,隔天肌内注射供试品 0. 2 ~ 0. 5ml,连续 3 次。然后将豚鼠平均分成 2 组。第 1 组于首次注射后的第 14 日,由颈静脉或股静脉注射供试品 1 ~ 2ml,或腹腔注射供试品 2 ~ 3ml 进行攻击,观察注射后动物有无用爪搔鼻、喷嚏、竖毛、抽搐、呼吸困难、大小便失禁、休克和死亡等反应。第 2 组于首次注射后的第 21 日，同样静脉或腹腔注射供试品并进行观察。

【实验结果】

按下述要求做好记录：

1. 供试品的名称、主药含量、理化性状、生产单位及批号。

2. 豚鼠的性别和体重。

3. 每次注射供试品的日期、途径及剂量。处于致敏状态的机体再次接受抗原注射后的反应及试验结论。试验结果记录于表 2-31-2。

表 2-31-2　结果记录

动物编号	体重	致敏日期			过敏日期	反应
		第一次	第二次	第三次		

4. 如两组豚鼠均未出现明显的过敏反应，可认为该供试品过敏反应试验阴性；如有反应可按表 2-31-3 分级，判定其是否合格。

表 2-31-3　豚鼠过敏反应级数

反应级数	反应症状
0	无明显反应
1	只有轻微抓鼻、颤抖或竖毛
2	有几次咳嗽，有抓鼻颤抖或竖毛
3	多次或连续咳嗽，伴有呼吸困难或痉挛、抽搐等
4	痉挛、抽搐、大小便失禁、休克、死亡

反应级数达 2 以上(包括 2 级)时，可认为该供试品过敏反应试验阳性。

【注意事项】

1. 试验动物中以壮龄豚鼠对过敏反应最敏感，为首选药物。做过过敏试验的动物不能重复使用。

2. 如发生过敏反应，则在第 14 天和第 21 天注药几分钟内豚鼠就表现为兴奋不安、呼吸困难、迅速窒息死亡。

【方法评价】

本试验是用于考察注射剂是否安全的指标之一，是目前较公认的一种全身过敏性试验。凡供注射用的生化制剂、动物脏器制剂以及含异性蛋白较多的中草药制剂都需考虑进行此项试验。

【思考题】

1. 什么叫过敏性试验？哪些药品需考虑做过敏性试验？
2. 为什么要选用豚鼠做过敏性试验？为什么要分次、间断给药？

降压物质试验

【实验目的】

学习注射液的降压物质检查法。

【实验原理】

某些脏器制剂和生化制剂（如抗生素类等），因生产过程中混入组胺、腐胺、尸胺以及其他降压物质，故对这类制剂（特别是供注射给药用的）须进行降压物质检查。

【实验材料】

动物：猫（犬）1只，体重2～3kg（犬10kg左右），雌雄不限，如雌者须无孕。

器械：手术台、手术刀、手术剪、止血钳、气管插管、动脉插管、静脉插管、动脉夹、压力换能器、生理压力监测仪、注射器、铁支架、螺旋夹、双凹夹、棉线、纱布、婴儿秤、橡胶管。

药品：组胺（0.5μg/ml）、链霉素（1.5万/ml）、3%戊巴比妥钠溶液（麻醉用）。

【实验方法】

1. 手术　给猫腹腔注射3%戊巴比妥钠溶液（1ml/kg），麻醉后固定于保温手术台上。切开气管，插入气管以备必要是人工呼吸用。分离静脉，插入静脉插管并连接输液装置，供注药用；分离颈总动脉，插入充满抗凝剂的动脉插管，并与压力换能器和生理压力监测仪相连，以描记血压。

2. 描记正常血压　开启电脑，进入BL-420微机型生物机能实验系统，进入实验项目“循环实验”，选择“对兔动脉血压的影响”。打开动脉夹，记录一段正常血压。

3. 灵敏度检查　待血压稳定后，按体重分次静脉注射不同量的组胺对照品稀释液，0.05、0.1和0.15μg/kg，每个剂量重复3次。如0.1μg/kg剂量所致血压下降均超过2.7kPa，同时各剂量组间所致反应的平均值有差别，且这一差别又大于任一剂量所致各次反应间的最大差别时，则认为该物质的反应灵敏度合适，可开始进行试验。

4. 给药　静脉注射组 0.1μg/kg(dS)，按药典规定，供试品剂量(dT)，其注入容量应与对照品相同，照下列依次注射 8 个剂量：dS1、dT1、dT2、dS2、dS3、dT3、dT4、dS4，每剂量间隔 5 分钟。以 dS1 与 dT2、dT1 与 dS2、dS3 与 dT4、dT3 与 dS4 所致的反应分别做比较。

【实验结果】

1. 如 dT 所致反应均小于 dS 所致反应，即可认为供试品的强压物质限度符合规定，如 dT 所致反应均大于 dS 所致反应，即可认为供试品的强压物质不符合规定。

2. 如 dT 所致反应不是均小于 dS 所致反应时，应另取动物重复试验。如重复试验的结果仍然如此，则认为供试品的强压物质限度不符合规定。

试验报告记录以下主要内容：

1. 供试品的名称、含量、理化性状、生产单位及批号。

2. 试验动物的种类、性别、体重与健康状况。

3. 组胺对照品溶液和供试品溶液的稀释度、各次注射组胺对照品溶液和供试品溶液所致血压下降值(kPa)、检查结论。结果用完整的图像表示出来。

【注意事项】

1. 注射速度应相同，每次注射后立即注射一定量生理盐水。相邻两剂量注射的间隔时间应固定(3～5 分钟)，但每次注射应在前一次反应恢复稳定后进行。

2. 用磷酸组胺配制组胺对照品溶液及稀释液时，其用量要按组胺计算。加水配成 1.0mg/ml 的溶液，分装后于 4～8℃下储存，如无沉淀析出，可在 3 个月内使用。临用前，用生理盐水配制成 0.5μg/ml 的稀释液。

3. 供试品要求配制成适当浓度，其注射体积应与对照品稀释液的注射体积相等。

【方法评价】

本法系将一定量的供试品与一定量的组胺对照品轮流注入麻醉猫(或犬)的静脉中，以比较两者引起的血压下降程度，而判断供试品中强压物质的限度是否符合规定，是目前普遍使用的一种方法。

【思考题】

1. 制剂中可能混有哪些降压物质？哪几类药物需考虑作降压物质检查？

2. 4 个 dS 和 4 个 dT 必须按照一定顺序、交替注射和比较降压效果，道理何在？

溶血性试验

【实验目的】

通过本试验认识溶血现象,并掌握溶血性试验的基本操作。

【实验原理】

溶血系指红细胞破裂、溶解的一种现象。多种中草药(如党参、桔梗、夹竹桃、远志、三七等)含有皂苷,皂苷是一类表面活性剂,有很强的乳化能力,具有溶血作用。另外,大量输入低渗溶液以及含有某些甾体化合物的注射液也可引起溶血。在溶血性检查中尚可附带观察供试品有无凝集作用。

【实验材料】

动物:家兔1只,体重2.5~3.0kg,雌雄不限(供采血之用)。

器械:烧杯、竹签(去纤维蛋白用)、试管、试管架、滴管、吸管、离心机、恒温水浴。

药品:5%远志煎剂或4%桔梗片煎剂。

【实验方法】

1. 2%红细胞悬液的制备:取新鲜家兔血10~20ml,用竹签搅拌以除去纤维蛋白,再用生理盐水冲洗3~5次。每次加生理盐水5~10ml,混匀后离心,弃去上清液,再加入生理盐水,离心,直至上清液不呈红色为止。然后按所得红细胞的容积,用生理盐水配成2%的悬液。

2. 取试管7只,编号,按表2-31-4依次加入各种溶液,第6管不加供试品,作为空白对照,第7管不加供试品加入蒸馏水,作为完全溶血对照。轻轻摇匀后置37℃水浴中保温,观察0.5、1、2、3小时内各管的溶血情况。

表2-31-4 按次加入的各种溶液

试管	1	2	3	4	5	6	7
远志溶液(ml)	0.1	0.2	0.3	0.4	0.5	—	—
生理盐水(ml)	2.4	2.3	2.2	2.1	2.0	2.5	蒸馏水2.5
2%红细胞悬液(ml)	2.5	2.5	2.5	2.5	2.5	2.5	2.5

【实验结果】

1. 全溶血　溶液澄明,红色,管底无红细胞残留。

2. 部分溶血　溶液澄明,红色或棕色,管底尚有少量红细胞残留。镜检红细胞稀少或变形。

3. 不溶血　红细胞全部下沉,上层液体无色澄明。镜检红细胞不凝集。

4. 凝集　虽不溶血,但出现红细胞凝集,经振摇后不能分散,或出现药物性沉淀。

将试验结果填入表2-31-5。

表2-31-5　试验结果

供试品名称		含量		理化性状		生产单位及批号	
试管号	1	2	3	4	5	6	7
溶血情况							
结论							

【注意事项】

1. 供采血动物除家兔外,羊、犬、大鼠均可使用。

2. 如果在0.5小时内溶液澄明,变成黄或棕黄色,并有棕黄色絮状沉淀,表示药液中有凝集血细胞蛋白的因素。这时可取凝集液一滴置于玻璃片上,在显微镜下可见红细胞被凝集,在盖玻片边缘滴加生理盐水,凝集的红细胞能被冲散则为假凝集,不被冲散则为真凝集。有凝集现象者不可供临床注射用;有假凝集者可结合局部刺激性试验结果,考虑慎重使用。

3. 如果有假凝集现象,而必须进行溶血试验者,可在药液中先加入1%鸡蛋白或明胶液,以除去凝集因素,再进行试验。

【思考题】

1. 什么叫溶血现象?与药物有关的哪些因素可引起溶血现象?

2. 如何进行溶血性试验?其结果如何判断?

(邬利娅·伊明)

附　　录

一、常用生理溶液的成分与配制

生理溶液是离体组织器官实验的重要条件。不同的动物器官，所需的离子成分和渗透压不同，因此溶液中所用离子成分和浓度也不同。

pH 也是影响器官活动的重要因素，所以配制生理溶液的蒸馏水要新鲜，pH 中性。溶液中的钙离子一般都超过血浆浓度，钙离子对心肌、平滑肌细胞的兴奋性有直接影响，从而也影响药物的作用，实验时适当改变溶液中钙离子浓度，可以得到不同的药物反应，应予特别注意。常用生理溶液的成分与配制见附录表 1。

附录表 1　常用生理溶液的成分和配制

成分及储备液浓度	每 1000ml 所需用量（g）					
	生理盐水 normal saline	任氏液 Ringer's	任洛液 Ringer-Locke's	台氏液 Tyrode's	克氏液 Kreb's	戴雅隆液 De Jalon's
NaCl	9.00	6.50	9.00	8.00	6.90	9.00
KCl（10%）		0.14（1.4ml）	0.42（4.2ml）	0.20（2.0ml）	0.35（3.5ml）	0.42（4.2ml）
$MgSO_4 \cdot 7H_2O$（10%）				0.26（2.6ml）	0.29（2.9ml）	
$NaH_2PO_4 \cdot 2H_2O$（5%）		0.0065（0.13ml）		0.065（1.3ml）		
KH_2PO_4（10%）					0.16（1.6ml）	
$NaHCO_3$		0.20	0.50	1.00	2.10	0.50
$CaCl_2$（1M）		0.12（1.08ml）	0.24（2.16ml）	0.20（1.8ml）	0.28（2.52ml）	0.06（0.54ml）
葡萄糖		2.00	1.00	1.00	2.00	0.50

续表

成分及储备液浓度	每1000ml所需用量(g)					
	生理盐水 normal saline	任氏液 Ringer's	任洛液 Ringer-Locke's	台氏液 Tyrode's	克氏液 Kreb's	戴雅隆液 De Jalon's
通气		空气	O_2	O_2 或空气	O_2+5% CO_2	O_2+5% CO_2
用途	哺乳类小量静脉注射	蛙心	哺乳类心脏等	哺乳类肠肌等	哺乳类及鸟类的各种组织	大鼠子宫

二、药物量和浓度的单位

1. 重量和容量单位　重量以“克”(g)、容量以“毫升”(ml)为基本单位,其他重和容量单位见附录表2。

附录表2　公制重和容量单位

重量单位	容量单位
1kg (kilogram, 公斤) = 1000g 1g (gram, 克) = 1000mg	1L (lite, 升) = 1000ml 1ml (mililiter, 毫升) = 1000μl
1mg (miligram, 毫克) = 1000μg	1μl (microliter, 毫升) = 1000nl
1μg (microgram, 微克) = 1000 ng (nanogram, 毫微克)	nl (nanoliter, 毫微升)

2. 单位(U)和国际单位(IU)　有些药物结构复杂或含有杂质,目前方法不能测定其含量,如胰岛素、青霉素、维生素A和D、抗体血清、疫苗、洋地黄、抗毒素等。需通过生物检定其作用强弱,并与标准品比较,以确定检品药物一定量中含多少效价单位。凡是按国际协议的标准品检定测得的效价单位称国际单位(IU)。

3. 百分浓度　100份液体或固体物质中所含药物的份数,称百分浓度(%)。有3种表示方法。

重量/容量(W/V)法:每100ml溶液中含药物的克数。

重量/重量(W/W)法:每100g制剂中含药物的克数。

容量/容量(V/V)法:每100ml溶液中含药物的毫升数。

4. 百万分浓度(parts per million, ppm)　一百万份物资(固体、液体或气体)中所含药物或毒物的份数。如1kg食品中含1mg药物,即为1ppm。

5. 比例浓度　符号为“1∶x”,指1g固体或1ml液体溶质,加溶剂配成$x$ml溶液,叫做比例浓度。如不指明溶剂的种类时,都是指的蒸馏水。如1∶5000的高锰酸钾溶液。

6. 克分子浓度　1000ml 溶液中含溶质的克分子数称为克分子浓度。如 1mol/L H_2SO_4，表示 1000ml 水中含 98g H_2SO_4（H_2SO_4 的相对分子质量为 98）。

7. 克当量浓度（N）　1000ml 溶液中含溶质的克当量数，称克当量浓度，如 1N H_2SO_4，表示 1000ml 水中含有 49g H_2SO_4（H_2SO_4 当量为 49）。

三、常用实验动物的注射量和使用针头的规格

附录表 3　常用实验动物的注射量和使用针头规格

动物名称	项目	灌胃	皮下注射	肌内注射	腹腔注射	静脉注射
小鼠	最大给药量	1ml	0.4ml	0.4ml	1ml	0.8ml
	使用针头	9（钝头）	$5\frac{1}{2}$	$5\frac{1}{2}$	$5\frac{1}{2}$	4
大鼠	最大给药量	2ml	1ml	0.4ml	2ml	4ml
	使用针头	静脉切开针	6	6	6	5
豚鼠	最大给药量	3ml	1ml	0.5ml	4ml	5ml
	使用针头	静脉切开针	$6\frac{1}{2}$	$6\frac{1}{2}$	7	6
兔	最大给药量	20ml	2ml	2ml	5ml	10ml
	使用针头	10 号导尿管	$6\frac{1}{2}$	$6\frac{1}{2}$	7	6
猫	最大给药量	20ml	2ml	2ml	5ml	10ml
	使用针头	10 号导尿管	7	7	7	6
蛙	淋巴囊注射	最大注射量	1ml/只			

四、常用实验动物的一些生理常数

附录表 4　常用实验动物的一些生理常数

指标	小鼠	大鼠	豚鼠	家兔	猫	犬
适用体重（kg）	0.018～0.025	0.12～0.20	0.3～0.5	1.5～2.5	2～3	5～15
寿命（年）	1.5～2.0	2.0～2.5	5～7	5～7	6～10	10～15
性成熟年龄（月）	1.2～1.7	2～8	4～6	5～6	10～12	10～12
孕期（日）	20～22	21～24	65～72	30～35	60～70	58～65
平均体温（℃）	37.4	38.0	39.5	39.0	38.5	38.5
呼吸（次/分钟）	136～216	100～150	100～150	55～90	25～50	20～30
心率（次/分钟）	400～600	250～400	180～250	150～220	120～180	100～180
血压（kPa）	15.30	14.63	10.64	13.97/9.98	17.29/9.98	16.63/9.31
血量（ml/100g 体重）	7.8	6.0	5.8	7.2	7.2	7.8
红细胞（百万/mm^3）	7.7～12.5	7.2～9.6	4.5～7.0	4.5～7.0	6.5～9.5	4.5～7.0
血红蛋白（g%）	10.0～19.0	12.0～17.5	11.0～16.5	8.0～15.0	7.0～15.5	11.0～18.0

续表

指标		小鼠	大鼠	豚鼠	家兔	猫	犬
血小板(万/mm^3)		50~100	50~100	68~87	38~52	10~50	10~60
白细胞总数(千/mm^3)		6.0~10.0	6.0~15.0	8.0~12.0	7.0~11.3	14.0~18.0	9.0~13.0
白细胞分类(%)	中性粒细胞	12~44	9~34	22~50	26~52	44~82	62~80
	嗜酸粒细胞	0~5	1~6	5~12	1~4	2~11	2~24
	嗜碱粒细胞	0~1	0~1.5	0~2	1~3	0~0.5	0~2
	淋巴细胞	54~85	65~84	36~64	30~82	15~44	10~28
	大单核细胞	0~15	0~5	3~13	1~4	0.5~0.7	3~9

五、国家法定的计量单位

附录表 5　国家法定的有关计量单位

量的名称	单位名称	符号	与习惯用单位间的换算
长度	米	m	
	千米(公里)	km	1km=1000m 微米(μ),1μ=10^{-6}m 毫微米(mμ),1mμ=1nm 埃(Å,1Å=10^{-10}m =0.1nm
质量	千克(公斤)	kg	
时间	秒	s	
	分 (小)时 (天)日 年	min h d a	1min=60s 1h=60min=3600s 1d=24h=86 400s
摄氏温度	摄氏度	℃	华氏度°F $\frac{5}{9}$℃+32
体积,容量	立方米 升 毫升	m^3 L,(l) ml	1L=0.001m^3 =1000ml 1ml=0.001L =1000μl

续表

量的名称	单位名称	符号	与习惯用单位间的换算
	微升 毫微升	μl nl	$1\mu l = 10^{-e}L$ $= 1000nl$
力,重力	牛(顿)	N	$1N = 1m \cdot kg \cdot s^{-2}$
压力,压强,压力	帕(斯卡)	Pa	$1Pa = 1N/m^2$ $1mmHg = 133.322Pa = 0.133kPa$ $1cmH_2O = 98.0665Pa = 0.093kPa$
物质的B浓度	摩(尔)每升	mol/L	克分子浓度 M=1mol/L 当量浓度 N=(mol/L)×离子价数 或 mol/L=N+离子价数
频率	赫(兹)	Hz	$1Hz = 1s^{-1}$
转速	每秒	s^{-1}	
旋转速度	转每秒	r/min	$1r/min = (1/60)s^{-1}$
放射性活度	贝可(勒尔)	Bq	居里 $1ci = 3.7\times10^{10}Bq$ $= 37GBq$

六、药理学实验须知

药理学实验的目的在于通过实验,培养学生严谨的科学作风和建立严密的科学思维方法,使学生初步具备对客观事物的观察、比较、分析、综合和解决问题的能力。使学生初步掌握药理学实验的基本方法,同时,验证、巩固和加深理解基本理论,并能将其用于实践中。为此,必须注意下列几点:

1. 实验前必须认真仔细预习实验指导,对实验的目的、原理和操作步骤充分领会,并复习药理学和有关学科的理论知识。

2. 实验中必须以严肃认真的态度对待实验,严格遵守操作规程,以严格的科学作风耐心地、客观地观察试验结果,并及时地仔细记录。整个实验过程要注意爱护仪器设备,爱护实验动物,不浪费试剂药品。

3. 实验完毕,需清洁仪器,处置实验动物,并对实验结果认真整理,分析思考,然后按实验报告要求写出实验报告,报告应包括实验日期、题目、目的、原理、材料、方法步骤、结果、结论和讨论,书写力求语句精炼,内容扼要明确,讨论切题简要。